U0378684

以价值为导向的医疗进行时

主编 张南 杨莉

清华大学出版社

北京

图书在版编目（CIP）数据

以价值为导向的医疗进行时 / 张南，杨莉主编 . —北京： 清华大学出版社，2022.9
ISBN 978-7-302-61929-1

Ⅰ.①以⋯　Ⅱ.①张⋯　②杨⋯　Ⅲ.①医疗卫生服务—研究—中国　Ⅳ.① R199.2

中国版本图书馆 CIP 数据核字（2022）第 179582 号

责任编辑：孙　宇
封面设计：吴　晋
责任校对：李建庄
责任印制：刘海龙

出版发行：清华大学出版社
　　　　　网　　　址：http://www.tup.com.cn，http://www.wqbook.com
　　　　　地　　　址：北京清华大学学研大厦 A 座　　邮　　　编：100084
　　　　　社 总 机：010-83470000　　　　　邮　　　购：010-62786544
　　　　　投稿与读者服务：010-62776969，c-service@tup.tsinghua.edu.cn
　　　　　质量反馈：010-62772015，zhiliang@tup.tsinghua.edu.cn
印 装 者：三河市东方印刷有限公司
经　　销：全国新华书店
开　　本：165mm×235mm　　印　张：11.75　　字　数：160 千字
版　　次：2022 年 10 月第 1 版　　印　次：2022 年 10 月第 1 次印刷
定　　价：99.00 元

产品编号：088525-01

编 委 会

主　编：张　南　杨　莉

副主编：顾雪非　冷家骅　孙　麟

编　者：（以姓氏拼音为序）

陈治水（北京大学肿瘤医院）

葛　龙（新疆医科大学第一附属医院）

顾雪非（国家卫生健康委卫生发展研究中心）

焦卫平（首都医科大学宣武医院）

冷家骅（北京大学肿瘤医院）

冷志伟（中国医学科学院北京协和医院）

李婷婷（国家卫生健康委卫生发展研究中心）

刘小青（天津财经大学）

孙　麟（四川大学华西医院）

孙　言（北京大学公共卫生学院）

王　月（新疆医科大学第一附属医院）

王清波（北京大学公共卫生学院）

杨　华（四川大学华西医院）

杨　莉（北京大学公共卫生学院）

杨宇航（四川大学华西医院）

袁浩文（北京大学公共卫生学院）

张　南（新疆医科大学第一附属医院）

张美丽（温州医科大学）

序

随着世界人口增加以及老龄化加剧，慢性病患者人数不断攀升，加之新老传染病不断暴发流行，不仅给医疗服务带来挑战，也导致医疗成本急速上涨，但医疗效果和人口的整体健康水平却没有因此得到明显改善。面对日益加剧的负担，加快医疗系统向"价值型"模式转型势在必行。

价值医疗在我国的实践始自 2016 年，我国政府、世界银行、世界卫生组织联合发布了《深化中国医药卫生体制改革——建设基于价值的优质服务提供体系》，明确提到探索如何在一定成本下获得最佳的治疗效果，倡导从传统医疗服务转型为以人为本的一体化服务，实现供给侧与需求侧利益的平衡。然而，近些年来价值医疗方面的专著出版却寥寥无几，有翻译出版美国 Christopher Moriates 的译著，也有基于价值医疗论述医疗投资、医疗商业模式的专著，尚没有一本结合我国国情，阐释价值医疗概念、共识及展望的著作。新疆医科大学第一附属医院张南主任和北京大学公共卫生学院杨莉教授主编的《以价值为导向的医疗进行时》对此做了突破性尝试，阐述了价值医疗在医疗体系的塑造、保障及支付制度的支撑、医疗健康产业的创新中的作用及愿景，具有较高的专业学术价值和实践指导意义。

实际上，近些年来我国无论战略发展目标的规划，还是医疗卫生体系改革措施的制订，均已围绕价值医疗开始进行探索。以习近平总书记为核心的党中央高瞻远瞩，为全国人民规划了"健康中国 2030"的宏伟蓝图；全国各界进一步凝聚共识，推动三医联动释放改革红利；国家医疗保障局、疾病预防控制局的成立，为医疗卫生体系的完善注入新活力。作为一个发展中国家和人口大国，我国依然需要在学习国外相关先进理论的基础上，进一步探讨如何与我国国情相结合，继续在提高群众就医的"获得感""幸福感"方面不断探索，真诚希望该书的出版能够引起学界广泛地关注，并推动价值医疗在我国得以广泛、深入地践行。

价值医疗涉及多个利益相关方，任何一方的自主性和能动性均影响着医疗的价值体现。价值导向型医疗体系的转变需要通过利益相关方共同协作，兼顾各方利益才能保证价值医疗地顺利实施。期待社会各界同思共进，携手共建人类卫生健康共同体！

刘庭芳

北京协和医学院卫生健康管理政策学院　特聘教授　博士生导师

IAQS（国际医疗质量与安全科学院）终身院士

国务院深化医药卫生体制改革领导小组咨询专家委员会委员

前　言

在健康中国的国家战略背景下，推进我国医药卫生体制深化改革是时代的要求，也是医药卫生体制改革自身攻坚克难的现实要求。从医疗资源来讲，医药卫生体制改革不仅需要将有限的医疗资源最大程度地释放，满足人民群众对健康的需求，更重要的是从"量"走向"质"，即在有限的资源下，将医疗结果和医疗成本相结合，让患者获得更好的结果，这是医药卫生体制改革努力的方向，是实现健康中国战略的关键，也是实现价值医疗的最终落脚点。

在《"十四五"优质高效医疗卫生服务体系建设实施方案》与《"十四五"全民医疗保障规划》的政策统领下，我国价值医疗的路径逐步清晰，"价值"成为三医联动改革道路上的撬动点。

全书分为5个章节，第1章介绍价值导向型医疗概述，介绍价值医疗的起源和背景，并附以国外价值医疗的案例，旨在为我国价值医疗提供可借鉴的经验；第2章介绍目前医药卫生体制的价值型改革的新共识，以提高医疗的价值性；第3章到第4章以医疗保障的视角，分别从价值型保障及战略性价值购买两个方面，来阐述医疗保障对实现价值医疗的推进作用；第5章从医疗产业角度提出价值型竞争的理念，药械企业与医疗机构共同参与"价值医疗"，为提高全民健康水平助力。

价值为导向的医疗永远在路上。本书历时两年收稿，两年来经历了多项医疗、医药、医保政策重大调整，书稿内容随着政策推进不断调整和更新。在本书与广大读者见面的此时此刻，书稿中探讨和未来展望部分可能已经处于进行时，甚至成为过去时，这说明我国的价值型医疗改革恰逢其时，是一件可喜的事情，也是整个行业为之奋发前行的最好体现。

再次对本书顺利出版提供过无私帮助的各位同道表达深深的谢意！书中难免有政策解读不到位之处，恳请广大读者包涵与谅解。

编　者

2022 年 5 月 7 日

目　录

第 1 章

价值导向型医疗概述

1.1 价值导向型医疗的起源与背景

1.1.1 卫生费用过快增长——世界各国普遍面临的严峻挑战

进入 21 世纪以来，卫生费用过快增长已经成为世界性趋势。根据世界银行（The Word Bank）数据，按美元现价计算，世界人均卫生费用（health expenditure per capita）从 2000 年的 479.83 美元增长到 2018 年的 1110.82 美元，年均增长率为 4.77%；若按购买力平价计算，从 2000 年的 600.48 国际元增长到 2018 年的 1467.16 国际元，年均增长率为 5.09%。而同一时期，世界人均国内生产总值 GDP（Gross Domestic Product）年均增长率按美元现价和购买力平价计算分别为 4.13% 和 4.28%，低于人均卫生费用的增长速度。全球卫生费用占 GDP 的比重从 2000 年的 8.69% 增长到 2018 年的 9.85%。发达国家面临的挑战尤为严峻，部分国家卫生费用占 GDP 的比重已经超过 10%，美国甚至达到 17%。与发达国家相比，中国卫生费用占比相对较低，但是增长速度较快，从 2000 年的 4.6% 增长到 2018 年的 6.6%（表 1-1）。

卫生费用的过快上涨将很大程度地增加国家、社会和个人的总体负担，对卫生筹资和医疗保障体系的可持续运行带来风险，对卫生服务提供体系提出更高的要求，甚至可能挤占其他重要领域的长期投资，因此越来越需要引起人们的重视。

表 1-1　部分国家卫生费用占 GDP 的比重（％）

年份	中国	美国	英国	法国	德国	加拿大	日本	瑞士	瑞典
2000	4.6	12.5	7.3	9.6	9.9	8.2	7.2	9.4	7.4
2001	4.5	13.2	7.7	9.7	9.9	8.6	7.4	9.7	7.9
2002	4.8	14.0	8.0	10.0	10.2	8.9	7.5	10.1	8.3
2003	4.8	14.5	8.2	10.1	10.4	9.0	7.6	10.4	8.4
2004	4.7	14.6	8.5	10.2	10.1	9.1	7.7	10.5	8.2
2005	4.6	14.6	8.5	10.2	10.3	9.0	7.8	10.3	8.2
2006	4.5	14.7	8.7	10.4	10.2	9.3	7.8	9.8	8.1
2007	4.3	14.9	8.9	10.3	10.1	9.4	7.9	9.6	8.0
2008	4.6	15.3	9.2	10.5	10.3	9.6	8.2	9.8	8.2
2009	5.0	16.3	10.0	11.3	11.2	10.7	9.1	10.4	8.8
2010	4.8	16.3	10.0	11.2	11.1	10.7	9.2	10.3	8.3
2011	5.0	16.3	10.0	11.2	10.8	10.3	10.6	10.3	10.4
2012	5.2	16.3	10.1	11.3	10.8	10.4	10.8	10.6	10.8
2013	5.3	16.2	10.0	11.4	11.0	10.3	10.8	10.8	10.9
2014	5.5	16.4	10.0	11.6	11.0	10.3	10.8	11.0	11.0
2015	6.0	16.7	9.9	11.5	11.2	10.7	10.9	11.4	10.8
2016	6.3	17.0	9.9	11.5	11.2	11.0	10.8	11.7	10.8
2017	6.4	17.0	9.8	11.4	11.4	10.8	10.8	11.9	10.8
2018	6.6	16.9	10.0	11.3	11.5	10.8	11.0	11.9	10.9

来源：中国数据来源于历年卫生统计年鉴，其他国家数据来源于 OECD 官方网站 https：//data.oecd.org

1.1.2　卫生服务体系碎片化——提升健康结果和医疗质量的主要阻碍

在卫生费用快速增长的同时，健康结果和医疗质量似乎并未呈现同等幅度的改善。以人均期望寿命为例，随着人均卫生费用的增加，人均期望寿命的增长幅度逐步减缓（图 1-1）。这一现象除了人类寿命存在极限等自然因素之外，卫生服务体系的碎片化也是最为重要的原因之一。

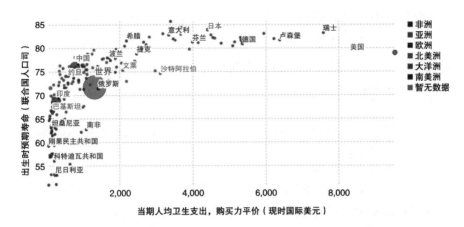

图 1-1　部分国家人均卫生费用和人均期望寿命（2015 年）

来源：https：//ourworldindata.org/grapher/life-expectancy-vs-health-expenditure-per-capita?xScale=linear

　　卫生服务体系的"碎片化"一般是指医疗卫生机构在提供医疗服务的过程中，由于系统性的激励机制不当或协调机制缺失，导致医疗资源配置低下、医疗服务连续性差，或致使患者遭受损害，严重影响医疗服务的质量并造成成本消耗过大和服务效率低下的结果。"碎片化"问题的产生，在一定程度上源于现代医学还原论哲学思想的固有特征，因此在世界范围内广泛存在；但同时由于各国国情和制度的不同，碎片化的程度和具体表现也存在差异。

　　从我国的实际情况来看，卫生服务体系长期以来呈现以医院为主导、以疾病治疗为中心、条块分割等特点。公共卫生机构、医疗机构分工协作机制不健全，缺乏联通共享，各级各类医疗机构合作不够、协同性不强，甚至存在不良竞争。公立医院广泛存在追求床位规模、竞相购置大型设备、忽视医院内部机制建设等粗放式发展问题，部分公立医院单体规模过大，挤压了基层医疗卫生机构与社会办医院的发展空间，影响了卫生服务体系整体效率的提升。卫生服务体系的碎片化不仅难以满足居民特别是慢性病患者对连续性、综合性、协调性、高质量医疗服务的需求，而且在很大程度上加剧了医疗费用的不合理增长，加大了医保基金的运行风险，也加重了患者的经济负担。因此，卫生服务体系的碎片化既是健康结果和医疗质量提升的主要阻碍，也是卫生费用过快增长的重要原因。

尽管卫生服务体系的碎片化问题具有诸多深层次的原因，但并非不可缓解和改善，关键在于如何建立起规范并引导供方提供服务行为的激励约束机制和分工协作机制。

1.1.3　新时代凝聚新共识——构建基于价值的优质高效的整合型卫生服务体系

近年来，全球卫生费用过快增长和卫生服务体系"碎片化"的突出问题受到越来越高的重视。世界卫生组织（World Health Organization，WHO）结合部分国家的最新改革动向，在 2016 年召开的第 69 届世界卫生大会上发布了《"以人为中心"的整合型卫生服务框架》（*Framework on integrated, people-centred health services*），指导各成员国根据自身国情建立和完善"以人为中心"的整合型卫生服务体系。2017 年 11 月，波士顿咨询公司和世界经济论坛共同发布《医疗价值：为医疗体系转型奠定基础》报告，提出发展中国家亟待通过实践价值导向型医疗，实现在可控医疗成本下提升人民群众健康和医疗效果的目标。

1.1.4　新管理主义浪潮的兴起——以价值为导向的医保战略性购买

由于疾病的不可预测性及其对个体带来的巨大风险，许多国家通过建立社会医疗保险以均衡个体风险，医疗服务的购买也从个体行为转变为国家或社会行为。作为医疗服务的主要购买方，社会医疗保险在建立初期主要采用面向满足国民医疗需求的宽容、被动的购买策略，对医疗服务行为控制极少。随着 20 世纪 70—80 年代经济衰退和保险制度逐步成熟，巨大的医疗保障财政压力促使国际社会重新考量医疗服务购买策略，以期提高购买绩效。特别是 20 世纪 80 年代以来，新管理主义的逐渐兴起带来了一系列改革，如公共服务私有化、服务外包、福利目标精细化、推行奖惩制度等。改革总体上是以一种间接的"契约模式"来代替直接的国家提供或市场提供。在新管理主义浪潮的影响下，医疗保险作为第三方购买的重要力量发挥着越来越大的作用，逐渐探索从简单追求价格和成本控制，转向通过集团购买和战略性购买的方式，监督医疗服务提供者行为、降低医疗费用、保障参保者利益、提高健康产出和医疗服务绩效——这就是以价值为导向的医保战略性购买的雏形。

1.2 价值导向型医疗的基本要素

1.2.1 价值导向型医疗的基本概念

价值医疗（Value-based health care）的概念最早是由哈佛大学教授 Michael Porter 于 2006 年提出的，其基本定义为每单位成本的医疗保健产出，核心理念是追求性价比的医疗服务，即以同样或较低的成本取得最大化的医疗质量或医疗效果。用公式表示：价值＝与患者情况有关的一组结果（outcomes）/ 与整个保健周期有关结果的成本（costs）。美国医疗保健改善研究所（Institute for Healthcare Improvement，IHI）于 2007 年基于价值医疗理念，从宏观层面提出卫生系统的"三重目标框架"，即改善人群健康、改善患者就诊体验、减少人均医疗费用。

1.2.2 价值导向型医疗的基本原则

价值为导向的医疗理念主要基于三个基本原则。

1. 为患者创造价值

在价值医疗中，患者是整个卫生系统的核心。在微观层面，为患者创造价值就是根据患者的支付能力和一定的成本，通过全生命周期、全流程医疗照护的保健，实现患者的健康价值；在宏观层面，就是以人为中心（people-centered），提供优质、安全、有效、及时、公平、效率的健康和医疗服务。

2. 针对患者细分群体制定健康和医疗干预措施

为患者创造价值的关键是识别患有同一疾病或具有类似风险状况的人群。关注特定的患者细分群体，明确相关的临床疗效成本。在此基础上，为细分患者群体制定针对性的健康和医疗干预措施，从而提升医疗价值。

3. 系统衡量医疗结果和成本

从患者全流程、全周期的健康促进和医疗照护出发，系统性地衡量以患者为中心的临床疗效以及相关成本。医疗结果可以分为三个层次，第一层是"达到或保持的健康状态（生存、健康或康复的程度）"，第二层是"康复过程（康复时间和恢复正常活动的时间，诊疗过程中的负效用）"，第三层是"健康的可持续性（健康或康复的可持续性和复发的特点，治疗的长期效果）"，翻译后见图 1-2。医疗成本可以分为四个层次，第一层是真正可变的患者服务成本，如药物、耗材；第二层是患者诊疗服务的半可变成本，如护理、呼吸治疗师、物理治疗师；第三层是患者诊疗服务的半固定成本，如设备、手术室、医生工资、辅助服务；第四层是与患者诊疗服务无关的固定成本，如管理成本等。同时可通过采用时间驱动的活动成本计算（time-driven activity-based costing，TDABC）对空间成本、非消耗性设备成本和管理成本赋予分钟成本率，使成本与具体诊疗服务流程更加相关。

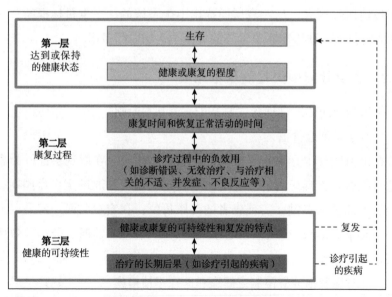

图 1-2　医疗结果测量的层次示意图

1.2.3　价值导向型医疗的基本要素

实现价值医疗需要四个基本要素，分别为医学信息学支持系统，对标分析、研究和相关工具，支付体系，医疗服务体系。

1. 医学信息学支持系统

医学信息学是指数据标准、信息技术基础设施和分析能力的结合，支持系统性地跟踪和分析医疗效果、相关风险调整因素、对具体人群的干预措施和相应的医护成本。医学信息学支持系统的基本架构至少包含 6 个关键环节：标准化的医疗效果指标，以及按患者人群准确衡量资源成本；跨疾病、跨人群的医疗健康通用数据分类方法和测量标准；通过相互操作性实现数据库之间的有效沟通；将健康和医疗效果数据及时录入系统并实现整合，为临床医生开展诊疗提供支持；建立与患者诊疗信息相关的不同数据库之间的互联互通机制；可靠的治理机制，健全的数据访问规则、数据共享协议和隐私管理指导方针。

2. 对标分析、研究和相关工具

在以上数据收集和分析的基础上，通过确认治疗效果的差异和临床最佳实践，开展系统的对标分析，推动临床实践和服务模式的持续改进；为临床试验研究的开展和创新寻找新数据源；最终为临床医生和患者开发严谨可靠的临床决策支持系统，促进医患共同决策，优化临床干预措施和医疗效果。

3. 支付体系

转变传统的按服务项目付费等支付方式，优化按人头付费等支付方式，从全局性和系统性出发设计支付体系，更加关注医疗价值。探索基于价值的药品和医疗器械新型定价策略和支付方式。

4. 医疗服务体系

围绕医疗价值理念和要求，重新定义医疗服务机构的定位和组织架构，推进不同层级和类型医疗卫生机构之间的整合和协作，建立为跨学科团队提供综合性、连续性服务，推动医疗服务模式和药品器械相关企业持续创新。

1.3　国外价值医疗案例

1.3.1　美国——医保管理推动医疗体系价值转型

美国是全世界人均医疗支出最高的国家，卫生总费用占 GDP 的比重接近五分之一，然而国民健康水平和健康绩效在发达国家中排名靠后。因此，美国推进医疗卫生体系价值转型的需要十分迫切。

美国的价值医疗主要是由医疗保险和医疗救助服务中心（Centers for Medicare & Medicaid Services，CMS）领导和推进的。2010 年，美国通过了《患者保护与平价医疗法案》，标志着"奥巴马医改"拉开了序幕，并于 2010 年 11 月成立医疗保险和医疗救助创新中心（Center for Medicare and Medicaid Innovation，CMMI），负责评估和衡量 CMS 各项创新的医疗服务模式和价值支付方案的效果。为了加速价值医疗的发展，奥巴马政府又于 2015 年签署了《医疗保险准入和儿童健康保险项目再授权法案》（*Medicare Access and CHIP Reauthorization Act*，MACRA），整合和简化了之前较为复杂的评估体系，进一步明确了相关的执行路径和工具，并提出价值医疗项目时间表（图 1-3），计划于 2016 年把 85% 的医疗支付与医疗质量或价值挂钩，于 2018 年达到 90%，于 2020 年前把传统的按服务项目付费全部转型为与质量挂钩。CMMI 目前已建立了 7 大类 84 种创新的医疗服务及支付模型。2017 年，CMS 在 7 个州启动基于价值的医疗保险设计模型，随着时间的推移，继续扩展到其他州。

美国的价值医疗项目是与医疗卫生服务整合项目协同开展的（见图 1-4）。医保支付是调节医疗服务行为、引导医疗资源配置的重要杠杆，是促进整合卫生服务的关键激励机制。如图 1-5 朱晓丽等研究所示，传统的按服务项目付费，用于支付单个组织提供的每项服务，位于图的左下角；而基于人群的总额预付制，用于支付特定人群一段时间内所有的医疗服务，位于右上角。支付方式改革与整合医疗卫生服务体系相互协同，一方面支付方式是促进服务体系整合的重要支撑机制，另一方面捆绑支付、基于人口总额预付等综合支付方式需要借助整合的卫生服务体系才具有实施的可行性。综合程度较高的支付方式在整合程度较高的医疗卫生服务体系实施过程中更具有可行性和吸引力，从而促进服务协同、提升服务效率；同时随着支付方式综合程度和卫生服务体系整合程度增加，按绩效支付比例应相应提高，实现提升服务绩效和确保服务提供数。

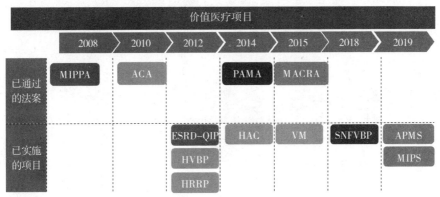

法案：
ACA：平价医疗法案
MACRA：医保可及性和儿童健康保险项目重新授权法案
MIPPA：医疗保险患者和医疗提供者改善法案
PAMA：医疗保险可及性保障法案

项目：
APMs：选择性支付模式
ESRD-QIP：终末期肾病质量激励项目
HACRP：医源性疾病减少项目
HRRP：减少再入院人数项目
HVBP：基于价值的医院购买项目
MIPS：基于业绩的激励支付制度
VM：价值调整或基于医生价值的调整（PVBM）
SNFVBP：基于价值的特殊护理设备购买项目

图 1-3　美国 CMS 价值医疗项目时间表

来源：翻译自 https://www.cms.gov/Medicare/Quality-Initiatives-Patient-Assessment-Instruments/Value-Based-Programs/Value-Based-Programs

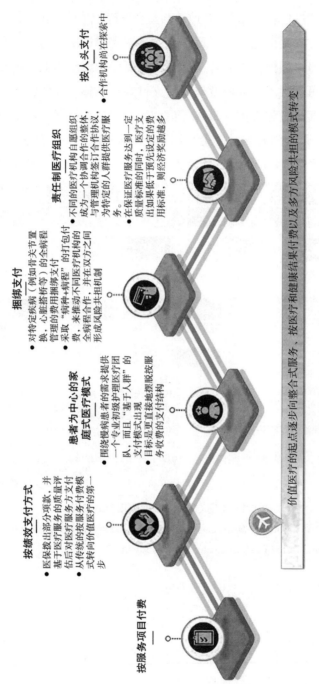

按服务项目付费

按绩效支付方式
- 医保拨出部分分项款，并基于医疗服务的质量评估后对医疗服务付费
- 从传统的按服务付费模式转向价值医疗付费的第一步

患者为中心的家庭式医疗模式
- 围绕慢病患者的需求提供一个专业初级护理医疗团队，而且"基于人群"的支付模式出现
- 目标是更直接地摆脱服务收费的支付结构

捆绑支付
- 对特定疾病（例如心脏搭桥等）的全病程管理的费用进行捆绑支付
- 采取"病种+病程"的打包付费，来推动不同医疗机构的全病程合作，并在双方之间形成风险共担机制

责任制医疗组织
- 不同的医疗机构自愿组织成为一个协调合作的整体，与管理机构签订合作协议，为特定的人群提供医疗服务
- 在保证医疗服务达到一定质量标准的同时，医疗支出如果低于预先设定的费用标准，则经济奖励越多

按人头支付
- 合作机构尚在探索中

价值医疗的起点逐步向整合式服务、按医疗和健康结果付费以及多方风险共担的模式转变

图 1-4 美国各类价值医疗项目对比

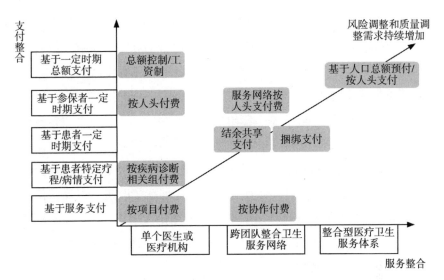

图 1-5　不同支付方式与医疗卫生服务整合的关系

1.3.2　英国——卫生技术评估支撑价值医疗项目

英国是价值医疗领域的先行者。1999 年成立的国家临床卓越研究所（National Institute for Clinical Excellence，NICE），作为卫生部门特设机构，协助国家医疗服务体系（National Health Service，NHS）提供全国性临床应用指导，科学评估卫生支出，改善医疗质量。2005 年起，英国卫生发展署业务并入 NICE，NICE 更名为国家健康与临床卓越研究所（National Institute for Health and Clinical Excellence，NICE），职能拓展到协助政府开展健康促进服务、政策评估以及公共资金的有效利用，并出台具有法律约束力的技术评估指南。2012 年，英国健康和社会保障法案将 NICE 更名为国家健康与照护卓越研究所（the National Institute for Health and Care Excellence，NICE），明确要求其权衡健康服务与社会照护的成本效益、需求程度和促进创新的重要性，为医疗、公共卫生、社会照护领域的服务人员和管理人员提供以循证为基础的指南、质量标准、绩效指标和信息服务。近年来，NICE 积极探索基于价值的定价（Value Based Pricing，VBP），将新药准入阈值确定为每生命质量调整寿命年（Quality-adjusted life year，QALY）的成本为 2～3 万英镑。然而，由于这样的阈值定义没有考虑到人们重新开始工作或节省无偿照护的时间和成本的额外价值，自2014年起NICE开始执行基于药品价值评价的新定价机制，改善药品评估程序、发展高价值目录药品。该定价机制基于对技术的预期效益评估，利用药物警戒系统进行上市后再评价以证明更高的价格会有更高的回报。主要原则为：①确保NHS基金能给患者带来最大的价值；②设定药品基于支付意愿定价的阈值和可报销阈值；③对药品的成本、功效和设定的阈值进行再评价以做调整。在新的VBP方案下，成本和QALY（通过加权）考虑疾病负担、更广泛的社会效益以及治疗创新和改进，以反映使用相同方法加权的置换活动的机会成本。这种新的VBP方案可以帮助NHS将资源投入最具效益的卫生技术上，并将创新重点放在未满足的需求上，重点强调药品的社会价值。

英国的NICE推动了医疗体系优先使用成本效益较高的医疗技术，促进了临床医生规范诊疗行为，遏制了过度诊断和过度治疗，为英国实施全民医疗服务体系和控制医疗卫生支出提供了有效保障，堪称将卫生技术评估研究结果有效应用于卫生决策过程的典范，在价值医疗实践中起到非常关键的支撑作用。

然而，仅仅依靠NICE的"守门人"作用，并不能完全解决NHS所面临的健康服务需求持续上升、医疗费用快速增长、财政预算日益紧张等严峻挑战。因此，NHS也在患者疗效衡量、临床路径优化、支付模式创新等价值医疗领域推出了多个地区和国家层面的项目。

1. 按绩效支付方式（pay for performance，PFP）

NHS于2004年起针对慢性病管理等初级护理领域，对家庭医生（family practitioners）推行按绩效付费，为家庭医生提供最多25%的慢性病管理疗效奖励。2008年开始，NHS针对医院等医疗机构也推出与质量挂钩的支付项目（Advancing Quality program），在项目的初始阶段显著改善了医疗机构患者死亡率等关键指标，但长期效果并不显著。

2.CQUIN和Right Care项目

2009年英国政府开始推行质量与创新项目（the Commissioning for Quality and Innovation initiative，CQUIN），允许地方医疗管理部门根据

医疗机构的医疗质量表现和改进目标完成情况，给予相应的经济奖励。同年，NHS 推出临床质量评估和改进项目 Right Care，致力于在全国范围内进行临床疗效的对比，并采取措施减少相应的偏差。项目分为四个阶段：第一阶段：每年在全国各地针对主要疾病的临床治疗效果差异进行分析对比；第二阶段：根据对标数据，为各地医疗主管部门提出改进意见；第三阶段：通过专家团队协助地方落地并提出相关改进意见；第四阶段：回顾总结，并制定下一步策略。项目推出后为英国医疗体系的临床疗效和对标研究提供了较好的工具和平台，但在落地实施上也遇到了一些困难，例如改进意见的地方适用性、地方缺乏解读和实施的能力等。

3.BPT 项目

在前期慢性病管理等初级护理领域的尝试基础上，政府于 2010 年针对专科服务推出 BPT（Best Practice Tariffs）的价值医疗项目。BPT 提倡治疗应基于循证医学路径，减少不必要或不正确的医疗干预。根据 NHS 最新出版的 BPT 政策文件所示，目前项目涵盖了 20 多种专科疾病治疗（例如脑卒中、肾透析、心力衰竭、各类日间手术等），不仅提出了相应临床实践的最佳标准，而且依此对参与 BPT 项目的医院进行治疗过程和疗效的评估。在此基础上，NHS 统一降低支付给医院的治疗费用标准，但对符合最佳实践的医院给予相应的财务奖励。

4.NHS 五年计划

NHS 于 2015 年推出五年计划（NHS Five Year Forward View），在前期循证医学和价值医疗思路的基础上，进一步以优化临床路径、减少不合理的临床差异、提升临床疗效为主要切入点，把价值医疗嵌入自身的医疗体系改革进程中，致力于提高医疗质量、降低医疗费用等。

1.3.3　荷兰——制定国家战略引领价值医疗实践

荷兰积极响应价值医疗理念，通过局部试点、高层推动，最后将价值医疗上升为国家战略。

1. 局部试点阶段（2008 年及之前至 2017 年）

部分专家学者受 Michael Porter 教授价值医疗理念的启发，于 2008

年在荷兰成立了价值医疗欧洲中心"VBHC（Value Based Health Care）Center Europe"，并以此为平台，携手 Michael Porter 教授在荷兰以及欧洲地区积极推广价值医疗理念，开展试点项目，推动最佳实践研究和知识传播。VBHC Center Europe 设置了专门的价值医疗奖"VBHC Prize"，以奖励那些在为患者创造价值方面采用了创新思路的举措，推动医疗服务模式向价值医疗转型（图 1-6）。

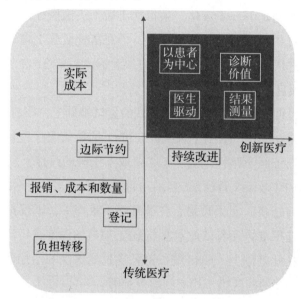

图 1-6　传统医疗服务模式向价值医疗转型

来源：翻译自 https：//www.vbhc.nl/value-based-healthcare-center-europe/what-is-the-vbhce

2. 高层推动阶段（2017—2018 年）

在前期工作的基础上，VBHC Center Europe 与产业合作伙伴组织、主要利益相关方代表以及卫生政策专家合作，于 2017—2018 年连续两年举行了价值医疗讨论会，制订了相应的行动计划，包括：①建立核心领导组织，推动价值医疗理念；②推动整合医疗体系，建立跨部门的合作与责任体系；③推动对临床疗效的全面衡量方案；④推动捆绑支付等创新支付模式，关注疗效提升而非费用节省；⑤赋权患者使用公开透明的疗效数据；⑥推动整合型医疗服务单位（Integrated Practice Units，IPU）

的建立和管理。此阶段通过密切频繁的高层沟通、行动计划的制订和执行，主要利益相关方和决策者之间统一了认识，也促成了行动上的协同。

3. 国家战略阶段（2018—2022 年）

荷兰卫生部于 2018 年起推动"基于疗效的医疗卫生体系（Outcome-Based Healthcare）"五年计划，通过国家战略计划推动价值医疗转型。计划设定了四个方面的目标与行动方案（图 1-7）。包括：①健康结果信息：通过收集治疗后患者生活质量的科学数据，明确优质医疗服务的构成要素和影响因素。②医患共同决策：将决策相关信息告知患者，支持患者和医疗卫生服务提供者之间进行协调沟通。③支付和组织：通过提高组织管理的灵活性和指导性，为个性化治疗创造更多空间。随着卫生服务的整合程度越来越高，支付方式必须与之相适应，更加注重结果而不是数量，更加关注总体健康结果而非个别过程指标。④信息通信技术：通过信息系统，利用患者实时信息指导个性化治疗，促使卫生服务提供者从中不断学习，获取最前沿的知识，同时为患者开展个性化选择提供信息支持。

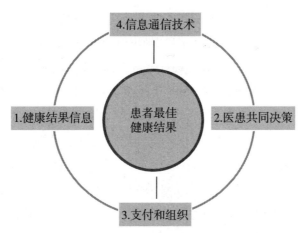

图 1-7 荷兰基于疗效的医疗体系五年计划行动方案

来源：翻译自 https：//nhg.fi/wp-content/uploads/2019/10/10.45-Zijnstra-Molenaar Outcome Based Healthcare Finland.pdf

1.3.4　德国——行业自我管理机制主导价值医疗

德国的价值医疗实践是由行业自我管理机制主导的，是与医保战略购买和医疗卫生体系整合密切相关的。德国是最早建立社会保障制度的国家之一，拥有世界领先的医疗技术水平和完善的医疗保障体系。德国的医疗保险采用分散式、广泛参与和自我管理的原则——由国家制定大的方针和法律框架，具体的实施和管理由医疗保险体系的自我管理机构负责，由医生、牙医、心理治疗师、医院、医疗保险公司和参保人代表共同参与管理。法定医疗保险体系的最高自我管理机构是"联邦共同委员会"。由于人口老龄化与疾病谱的转变给传统的卫生服务体系和医疗保障运行带来了巨大挑战，因此德国"联邦共同委员会"高度关注价值医疗。

"联邦共同委员会"通过与医疗技术评估委员会（Health Technology Assessment，HTA）的密切协作实行价值医疗。HTA 的下属机构如"医疗保健质量和经济性研究所"（Institutfür Qualität und Wirtschaftlichkeit，IQWiG）、"德国医疗技术评估局"（Deutsche Augentur für Health Technology Assessemt，DAHTA）和"健康事业质量保障和公示局"（Institut für Qualitätssicherung und Transparenz im Gesundheitswesen，IQTiG）为此提供支持。其中，IQWiG 从 2004 年起负责对医疗技术的质量、成本效果等进行审核和评估，DAHTA 的任务是建立信息处理系统对医疗技术的费用和有效性评估，IQTIG 是保障医疗质量的核心机构。与英国采用的 ICER（incremental cost-effectivenes-ratio）不同，德国采用"效率临界值"的质量测定方案，在某个治疗领域对所有可能的遴选治疗手段进行比较，并将各自的附加医疗价值和附加费用纳入同一体系内。德国医院采用疾病诊断相关分组（Diagnosis Related Groups，DRG）结算方案和以此为基础的质量管理程序。2005 年起，HTA 要求医院每半年公示一次质量报告，大幅增加了医疗质量透明度，推进了价值医疗的实践。

健康金齐格塔尔整合医疗项目（Healthy Gesundes Kinzigtal Integrated Care，GK）是德国价值医疗的典型代表。GK 项目是全面覆盖不同人群的整合型卫生服务项目，以健康促进为核心和主要手段，采取形式多样的健康管理项目，提高民众健康素养；建立跨部门的服务网络，构建支持性网络；以收益共享的机制激励服务提供者，在改善人群健康状况和健康行为、降低疾病尤其是慢性病的发病率、控制医疗成本等方面取得了良好的效果。具体做法如下。

1. 建立整合治理架构

GK 项目的整合保健网络由两部分组成。一部分是健康服务管理企业 OptiMedisAG，兼备医学社会学、卫生服务研究、卫生经济学评价等专业背景和良好的财务运营能力。另一部分是当地的开业医生和其他服务提供者，熟悉区域内卫生服务供给侧的优势和不足，也了解当地居民健康需要和疾病状况。整合保健网络与医保公司分享所得的结余，2/3 归服务提供者，1/3 归管理公司，这在一定程度上反映了当前服务提供者与管理公司各自的谈判能力。

2. 以健康需要为导向购买服务

第一，GK 项目通过与医疗服务供方和药品经销商签订医疗及药品控费协议等措施节省出结余。第二，GK 项目突破了医保报销范围的局限，购买具有成本效益的预防服务。新药物、新设备、新技术和适宜技术乃至体育锻炼等非医学干预，若具有成本效果且符合合同规定，则整合服务网络有自主权进行购买，而无须等待该服务进入社会医疗保险的采购目录。第三，GK 项目根据人群风险分层，通过理顺服务流程、协调不同服务提供过程，提高了服务效率和质量。GK 项目对登记注册人群进行全面的健康检查和风险评估，精细化地设计不同风险层次的服务内容，在此框架下购买服务。第四，GK 项目建立了保障居民参与和确保服务反映患者健康需求的制度。由居民组成的咨询委员会每两年选举一名代表，参与患者达成利益相关的卫生服务项目制定。在就诊过程中，服务提供者需要接受医患共享决策培训，与患者达成治疗共识，制订治疗计划或者健康目标，如戒烟、减少酒精摄入或减肥等。

3. 通过混合支付激励医务人员积极性

为调动医务人员的积极性，GK 项目对供方采用了四级支付体系，将整合型战略购买的效能传导至临床一线。为避免阻力过大，公司对医疗服务供方主要使用通用的按服务项目支付，约占支付额 80%；对特定服务（如"医患共同目标协议"，以及其他具有成本效益的服务和药品），采用按特定项目付费以促进供给，约占 10%；对特定健康结局采用按绩效付费，所占比例较小；剩余约 10% 通过利润分成发给整合保健网络，由其进一步给到成员医生手中。

4. 实施数据驱动的科学管理

GK 项目有效地利用数据驱动实现科学管理。第一，GK 项目建立了共享电子健康信息系统，提高了临床服务的连续性和质量。诊疗信息以高度加密的方式储存，在患者同意的前提下，获得授权的服务提供者可以访问患者电子健康记录。因此，提供者之间可以进行快速而准确的沟通，减少处方药物相互影响，避免昂贵甚至危险的重复服务，防止患者不必要的再入院。第二，GK 项目整合了区域保险费用和卫生服务利用的数据库，并利用管理公司的技术能力，实现风险识别、干预设计和提供诊疗报告等多个目的。管理公司应用预测模型和其他数据分析技术识别患者健康风险，结合文献和指南，设计和实施具有成本 - 效益的干预方案；分析讨论区域疾病流行率或服务（尤其是住院服务）利用率的差异，发布"基准报告"，促使疾病高发地区服务提供者改善预防措施，以避免患者不必要的住院。第三，GK 项目开展各种形式的内外部评估，建立了持续改进机制。健康管理企业和独立研究机构为整合保健改革过程和效果开展常规监测并对干预项目进行评估。监测和评估结果向网络内医师反馈，推动服务改善。此外，根据项目实施情况和当地健康需求适时增减服务项目，调整服务内容。

部分国家和地区的价值医疗实践案例见表 1-2。

表 1-2　部分国家和地区的价值医疗实践案例

案例研究	临床症状	所在地区	IPUs*	结果测量	TDABC**	捆绑定价	系统整合	地理扩张	支付角色
MD 安德森癌症中心：跨学科癌症诊疗	头颈癌、内分泌癌	休斯顿	×					×	

续表

案例研究	临床症状	所在地区	IPUs*	结果测量	TDABC**	捆绑定价	系统整合	地理扩张	支付角色
西德头痛中心：偏头痛痛整合诊疗	偏头痛	德国	×						×
联邦护理联盟：老年人和残疾人护理	初级/预防保健	波士顿	×				×		×
莱迪娜·卢什科：医疗服务导引	肾上腺皮质癌	芝加哥		×		×	×		×
乔斯林糖尿病中心	糖尿病	波士顿	×						
大西部医院：高危妊娠诊疗	高危妊娠	英国	×				×		
布里格姆妇女夏皮罗心血管中心	心血管保健	波士顿	×						
马提尼诊所：前列腺癌治疗	前列腺癌	德国	×	×		×			×
舍恩诊所：饮食失调护理	饮食失调	德国	×	×		×			×
达特茅斯-希区柯克医疗中心：脊柱护理	脊椎护理	新罕布什尔州	×	×					
瑞典高地医院的胃肠疾病诊疗	炎症性肠病	瑞典	×	×					
波士顿儿童医院 TDABC	整形、口腔和骨科	波士顿	×	×	×				
舍恩诊所：测量成本和价值	全膝关节置换	德国	×	×	×				
加州大学洛杉矶分校：肾移植	终末期肾脏病、肾移植	洛杉矶	×	×		×			
体外受精：结果测量	不孕症	美国		×					
中山癌症中心：台湾乳腺癌诊疗	乳腺癌	中国台湾	×	×		×			
全球健康合作伙伴：肥胖诊疗	肥胖、减肥手术	瑞典	×	×		×		×	

续表

案例研究	临床症状	所在地区	IPUs*	结果测量	TDABC**	捆绑定价	系统整合	地理扩张	支付角色
克利夫兰诊所：增长战略	卫生系统	克利夫兰	×	×			×	×	
泰德康医疗集团：系统战略	卫生系统	威斯康辛州	×				×		
费城儿童医院：网络战略	卫生系统	费城地区					×	×	
伦敦中北部中风治疗重新配置	中风	英国	×				×		
必能宝公司：雇主健康战略	初级/预防保健	美国							×

*IPU（Integrated Practice Units）：整合型医疗服务单位。

**TDABC（time-driven activity-based costing）：时间驱动的活动成本计算。

来源：翻译自 https：//www.hbs.edu/faculty/Publication%20Files/5_d0ef13cb-8d09-45fd-a567-22f7ee45bb98.pdf

1.4 国外价值医疗实践对中国的启示

1.4.1 国家战略引领和高位推动是推进价值医疗的重要保障

从荷兰和英国的经验来看，国家战略引领和高位推动对于价值医疗实践至关重要。推行价值医疗意味着要深刻变革既往长期形成的、以疾病为中心的粗放式医疗服务模式，必将触及利益固化的藩篱，面临路径依赖的痼疾。结合我国的实际情况，医药卫生体制改革进入"深水区"和"攻坚期"，需要从国家层面制定价值医疗相关战略措施，破除体制障碍，高位推动各项政策落实，才有可能迈向价值医疗的新阶段。

1.4.2 制定切合实际的实施路径是实现价值医疗的前提条件

总体来看，价值医疗目前尚处于探索阶段，无论在理论上还是实践上仍有许多需要破解的难题，是一项复杂的系统工程。因此，开展价值医疗实践必须制定适宜的实施路径。宏观层面上，荷兰的局部试点 → 高层推动 → 国家战略的基本路径值得借鉴；中观层面上，世界经济论坛和波士顿咨询公司共同发布的《医疗价值：为医疗体系转型奠定基础》报告提出的四阶段转型路径具有启发意义（图 1-8）。

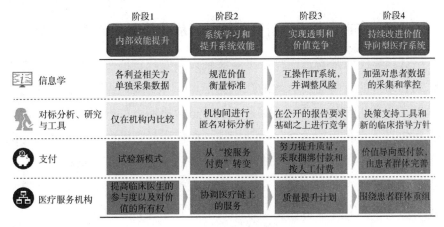

图 1-8　价值医疗要素转型路径

来源：世界经济论坛，波士顿咨询公司.医疗价值：为医疗体系转型奠定基础［R］.2017，世界经济论坛

1.4.3　多方参与的协同联动机制是价值医疗实践的关键环节

根据德国的经验，价值医疗涉及诸多价值主体和利益相关方，只有建立起多方参与、协同联动的机制，才有可能实现激励相容，创造更多的价值。在此过程中，患者始终处于中心地位，增进患者的健康价值是最根本的出发点和落脚点。结合我国的实际情况，政府主管部门需要承担相应的领导职能和监管责任，搭建好公平、公正、公开的价值医疗沟通平台和协调机制。医保部门应当充分发挥战略性购买作用，通过治理模式和支付方式创新，建立有效的激励约束机制和多方利益协调机制，实现对服务提供者的价值引领，形成全链条的价值追求和创新驱动。卫生部门应当加快构建优质高效的整合型医疗卫生服务体系，明确不同级别和类型医疗卫生机构的功能定位，建立有效的分工协作机制，立足全

人群和全生命周期，提供连续性、协调性、综合性的卫生健康服务。医疗卫生机构应当建立以患者为中心、以价值为导向的集约式服务模式，加强内部管理、提高服务质量、有效控制成本。医药企业应当通过提供有突出临床价值的产品以及与支付方达成共赢的风险共担机制，来一起推动价值医疗的可持续发展。

1.4.4 基于多元信息的循证评价是开展价值医疗的必要工具

从国际经验来看，医疗信息系统建设是实现价值医疗的基础。基于结果和绩效的支付需要有效的数据测量体系和可靠的循证评价，通过科学选择和利用有价值的健康服务，设计适合不同人群的服务指南，评估服务效果，有利于持续优化干预措施。医疗质量指标的公开化不仅有助于患者参与自身健康和医疗决策管理，并且为提供更高质量的医疗卫生服务创造了良性竞争环境。在拥有完整数据体系的基础上，通过开发对标工具、建立对标分析体系，可以对不同服务提供者的服务质量和成本效益进行评估比较，从而识别出最佳实践，以此作为基准实现持续改进。

（王清波、杨莉）

第 2 章

价值导向下的新共识
——整合医疗体系篇

2.1 我国医药卫生体制价值型改革方向

与其他发达国家相似，我国卫生服务体系同样存在碎片化问题。供方诱导需求持续膨胀，卫生资源浪费较为严重，医疗服务质量有待改善，高价药物和医用耗材给有限的医保资金带来较大的冲击。由此，构建基于价值的优质、高效的整合型卫生服务体系在成为国际卫生领域发展新趋势、新共识的同时，也为中国医药卫生体制改革和发展提供了借鉴并指明了方向。

为解决碎片化的卫生服务体系，世界银行、世界卫生组织和中国财政部、国家卫生健康委员会、人力资源和社会保障部等三方五家于2016年 7 月发布了《深化中国医药卫生体制改革，建设基于价值的优质服务提供体系》报告，报告建议我国卫生服务提供体系从关注疾病转变为关注价值和健康，构建连续性的健康服务和保障。该报告的发布标志着价值医疗在我国"诞生"。2016 年 8 月 19 日，习近平总书记在全国卫生和健康大会上指出，要树立大卫生、大健康的观念，把以治病为中心转变为以人民健康为中心。8 月 26 日，中共中央政治局审议通过"健康中国2030"规划纲要，提出将健康融入所有政策，推动健康服务供给侧结构性改革，转变服务模式，构建整合型卫生服务体系，实现"从胎儿到生命终点"的全方位、全周期的健康服务和健康保障。中国医疗卫生事业改革发展迈入关注健康和倡导价值的新时代。

目前我国卫生资源配置尚不够合理，医疗服务连续性有待继续加强，医疗成本消耗过大，医疗服务不够高效。基于以上现实，若要实现提质增效的价值型改革目标，需正视卫生服务体系的"碎片化"问题，在顶层设计上优化整体医疗资源配置。将医疗资源向公共卫生和基本医疗倾斜，使医疗资源配置达到区域合理性。在坚持公立医院公益性的基础上，加强公立医院建设和绩效考核，关注医院运营成本，尤其是控制疾病治疗成本，在合理成本的基础上保证医疗质量，提高价值医疗的成果产出。同时，推进分级诊疗和医联体、医共体建设，建立以人为本的整合型医疗卫生服务体系，加强医疗服务连续性建设。建立全方位全周期健康服务，实现以疾病治疗为中心转为以健康为中心，既需要建立以人为本的整合型医疗卫生服务体系，又需要构建与供给体系相对应的筹资、支付和激励机制。以支付方式改革撬动各方利益机制，厘清各方利益，以"价值性"为指挥棒进行系列改革，突破改革壁垒，联动利益体。

在现行复合型支付方式改革的基础上，增加对治疗效果的测量和激励，加强疾病成本控制，试行按疗效付费以及（Diagnosis Related Groups，DRG）付费。同时，注重医保支付激励对资源配置的引导作用，促进不同层级医疗机构的分工协作，鼓励医疗服务系统逐步转变为全科医学服务和专科医学服务相互竞争、协作的现代化体制。支持家庭医生签约服务，通过合理的"结余留用"激励机制让医联（共）体关注疾病治疗，积极主动提供疾病预防、健康管理等服务，减少不需要的医疗服务。将医保的战略购买从药品扩展至耗材，同时，在药品支付价格机制方面，逐步实现市场机制和政府机制的有机结合。

本章节从资源整合角度出发，立足卫生服务体系的"碎片化"问题，通过公共卫生、整合医学、互联网医疗价值挖掘三方面阐述其在价值导向型医疗中的贡献与作用。

2.2　公共卫生与价值导向型医疗

公共卫生是基于医学原理，为维护健康所采取的社会行动。公共卫生行动通过动员资源开展健康促进，推动疾病预防工作，能够有效减少疾病负担，因此，公共卫生事业的理念与价值导向型医疗不谋而合。中华人民共和国成立以来，我国的卫生健康工作方针一直将"预防为主"作为重要的核心内容，然而现实中早期的医疗卫生体制改革导向却是重医疗轻预防，这导致"看病难、看病贵"一系列社会问题，与价值导向型医疗格格不入。公共卫生体系是实现价值导向型医疗的重要一环，然而目前我国的公共卫生体系依旧存在诸多不完善，尤其是医防裂痕问题由来已久。建立健康促进，疾病的预防、诊断、控制、治疗、康复六位一体的关注全生命期的医疗照护体系，是全社会各单位各部门的共同责任。本节主要阐述当前我国公共卫生体系的基本现况、存在的问题，价值导向型医疗对公共卫生体系的变革作用，以及价值导向型医疗背景下公共卫生体系的发展趋势。

2.2.1　公共卫生体系现状及存在的问题

1. 公共卫生体系的现状

（1）公共卫生体系组织构成

狭义的公共卫生体系包括提供疾病预防与控制、妇幼保健、健康教育与健康促进、卫生监督、采供血、公共卫生应急、院前急救等公共卫生服务的组织，其中政府公共卫生机构（疾病预防控制机构、职业病防治院等）和卫生保健服务的提供机构（各级各类医疗机构）是公共卫生体系的主体。在 SARS 暴发之后吴仪副总理曾结合国际上对公共卫生的定义，指出公共卫生就是组织社会共同努力，改善环境卫生条件，预防控制传染病和其他疾病流行，培养良好卫生习惯和文明生活方式，提供医疗服务，达到预防疾病、促进人民身体健康的目的。公共卫生建设需要政府、社会、团体和民众的广泛参与和共同努力。因此，从广义角度讲，公共卫生体系是在一定的权限范围内为整个社区公众健康提供必要公共卫生服务的各种公共、民营和志愿组织的总体，不应该仅限于卫生健康部门，而应该涵盖与卫生健康相关的一切部门。表 2-1 和表 2-2 分别以地方卫生健康体系和非卫生健康体系为例，列举了公共卫生体系的基本架构。

表 2-1　地方卫生健康系统的公共卫生体系架构

机构类别	具体机构
卫生行政机构	卫生健康委员会（包含中医药管理局、疾病预防控制局）
专业公共卫生机构	疾病预防控制、卫生监督、妇幼保健、健康教育、精神卫生、应急救治、采供血、职业病
政府议事协调机构	公共卫生、爱国卫生、食品安全、献血、地方病防治、艾滋病防治、结核病防治、血吸虫病防治委员会（领导小组）
医疗机构	医院、基层医疗卫生机构（乡镇卫生院、社区卫生服务机构、村卫生室、个体诊所）
其他	预防医学、艾滋病、性病、卫生监督、营养、心理卫生、医学、基层卫生等群众和社会团体；基层组织、管理网格及责任人

表 2-2　地方非卫生健康系统的公共卫生体系架构

机构类别	具体机构
行政机构	民政、（原）人口与计生、环保、出入境检验检疫、农业、林业、水利、人事社保、体育、宣传、安全生产监督管理局
专业机构	消防、检验、环保、气象等
群众和社会群体	工会、共青团、妇联、残联、慈善

（2）公共卫生服务的筹资

我国专门提供公共卫生服务的机构主要依靠财政拨款维持正常运行。此外，我国公共卫生服务专项资金分为重大公共卫生服务项目补助资金和基本公共卫生服务项目补助资金。前者主要投向艾滋病、结核病等重大疾病防治，以及妇幼卫生、能力建设等方面，后者则用于支付《国家基本公共卫生服务规范》中规定的城乡居民健康档案管理、健康教育、预防接种、0～6岁儿童健康管理、孕产妇健康管理、老年人健康管理、慢性病患者健康管理（高血压、糖尿病）、严重精神障碍患者管理、结核病患者健康管理、传染病及突发公共卫生事件报告和处理服务、中医药健康管理、卫生计生监督协管服务、免费提供避孕药具、健康素养促进行动共计 14 项服务内容。

（3）公共卫生服务的提供

在我国，专业公共卫生机构和基层医疗机构是公共卫生服务的主体，前者主要提供疾病预防、健康教育、妇幼保健等一系列服务，后者则是在社区层面向全体居民提供基本公共卫生服务。国家对公立医院采取差额拨款的方式给予财政支持。按照职责范围，公立医院需要承担部分公共卫生职能，但由于就诊患者多、绩效导向等原因，实际发挥的公共卫生职能很少，造成临床诊疗与公共卫生服务处于割裂状态。

2. 基于价值导向型医疗理念的公共卫生体系完善面临的问题

价值导向型医疗需要系统性衡量对患者重要的医疗效果、注重医疗的成本效果，而预防是最经济最有效的策略。因此，价值导向型医疗首先应当注重公共卫生服务，当前的最大问题是医防裂痕长期存在，重医轻防，在临床诊治中不能有效贯彻医防融合、医防一体。以健康教育为例，2019 年 12 月我国颁布的《中华人民共和国基本医疗卫生与健康促进法》中明确规定，医疗卫生人员在提供医疗卫生服务时，应当对患者开展健康教育，但是在现实中该规定很难得到贯彻落实。现实中，基于价值导向型医疗理念完善公共卫生体系面临的问题包括：

（1）专业人员医防协同观念缺失

医防协同观念缺失首先体现在医学教育方面。中华人民共和国成立后，我国仿效苏联体系，将医学目录分为基础医学、临床医学、预防医学，固化了医学生的思维，各专业学生就业后更是恪守自己的专业，在相当程度上造成了临床医生缺少公共卫生思维，所学知识局限化、片面化；而公共卫生从业人员则脱离患者个体视角，将群体保健与个体保健分离，影响了卫生服务的质量及公平性。相比于国外，西方发达国家不存在公共卫生本科教育，在研究生阶段招收不限专业的医学生从事公共卫生事业。尽管医防裂痕加深是一个全球性的共识，但我国在医学教育体系设置方面无疑存在着屏障，不利于医学人才的培养。

医学教育存在的弊病直接影响医疗卫生专业人群的诊疗实践。"防"是公共卫生专业人员的任务的观念已经成为共识，而实际上，预防与治疗是相生相伴、相互转化的关系。医学实践中的三级预防是指可根据疾病自然史将预防工作相应地分为三级：一级预防为病因预防；二级预防为"三早"预防，即早发现、早诊断、早治疗；三级预防为对症治疗、防止伤残和加强康复工作。三级预防的内涵是在疾病自然史的每一个阶段都可以采取措施防止其发生或恶化，这种措施本就包括临床诊疗。对慢性病患者采取及时有效的治疗措施，是为了防止病情恶化，预防并发症、伤残和死亡，减少疾病负担。以高血压为例，患者服用降压药，既是为了防止高血压进一步恶化，也是为了预防不良心脑血管疾病如脑卒中、猝死的发生。对传染病患者采取治疗措施，既是弘扬救死扶伤、生命至上的人道主义精神，同时也是为了控制传染源，阻止传染病进一步传播。2020 年年初在武汉实行方舱医院与其他医疗机构联动，对不同严重程度新型冠状病毒肺炎患者实施应收尽收、应治尽治，是武汉取得抗疫胜利的关键措施。由此可见，健康是全社会的责任，医疗卫生专业人员都应当贯彻健康促进，疾病预防、诊断、控制、治疗和康复六位一体，向全人群提供全生命期医疗照护的理念。

（2）公立医院公益性缺谬

20 世纪 90 年代分税制改革后，我国医疗服务体系发生了巨大变化，各种医疗服务提供机构逐步走向了以服务换取收入的市场化改革之路。在这一改革过程中，公立医院的角色和功能也发生了显著变化，与其原本的公益性产生了严重的背离。公立医院为了追逐经济效益，逐步由提供基本医疗服务、预防为主、追求社会公益等非营利性行为向提供特殊医疗服务、治疗为主、追求经济利益行为转变。这一转变带来的最大危害是造成我国医疗费用的过快上涨，从而导致"看病难、看病贵"等一系列社会问题。在这种背景下，公立医院基本医疗服务和公共卫生服务职能不断弱化，营利性行为不断凸显，经营机制发生扭曲，诱导需求现象大量存在，造成医疗费用不断攀升。而随着我国经济社会发展，人口老龄化加深，慢性疾病负担迅速增加，我国医疗卫生体系面临着极大的挑战。

（3）医疗机构间协同缺位

出于部门利益，我国不同类别的医疗卫生机构之间缺少共享资源的意愿，各自为政，造成医疗机构之间缺少协同性，这种案例比比皆是。以突发新发传染病为例，预防疾病的暴发是疾病预防控制机构的责任，但是突发新发传染病患者第一就诊地点却是医院，医院就诊患者的症候群并不共享，这就导致突发新发传染病的发现需要医生的专业敏感性和责任感，可能造成疾病报告滞后。再以基层医疗卫生机构为例，20 世纪 70 年代，为帮助发展中国家改善卫生状况，世界卫生组织积极展开行动推动我国初级卫生保健落地，初级卫生保健机构以农村乡镇卫生院、城市社区卫生服务中心形式存在，即基层医疗卫生机构。初级卫生保健行动着重强化卫生体系的健康促进、预防保健、合理治疗、社区康复四个职能。我国初级卫生保健实施主要依托医院、基层医疗卫生机构和专业公共卫生机构等组成的覆盖城乡的医疗卫生服务体系。随着分级诊疗的推行，基层医疗卫生服务机构"预防、保健、医疗、康复、健康教育及计划生育技术指导"六位一体的功能不断强化，医防结合得到一定程度发展。在这一卫生体系下，社区卫生服务中心 / 站、乡镇卫生院成为基层卫生服务体系的核心一环，医疗卫生机构、公共卫生机构通过一定的协作机制在基层卫生服务体系中发挥作用。基层医疗卫生服务机构很好地融合了医疗服务和公共卫生职能，实现了两者的整合。但是，医院与基层医疗卫生机构是双向转诊关系，公共卫生机构与基层医疗卫生机构是业务指导关系，在顶层设计中，医疗卫生机构与公共卫生机构仍然处于割裂状态，这仍然不利于医疗服务与公共卫生的有效结合。

（4）弥合医防裂痕的促成机制缺欠

意识观念陈旧、利益驱动固然是医防裂痕逐渐加深的重要原因，但在当前的政策体系中，机制缺欠也是医防协同无法促成的重要因素。

首先，医保在规范医疗行为方面发挥的杠杆作用不充分。2009 年，我国启动了新一轮医疗卫生体制改革，公共卫生服务体系、医疗服务体系、医疗保障体系和药品供应保障体系是医药卫生事业的四大支柱体系。在过去十几年的新医改历程中，我国一直重视医疗、医保、医药等相关领域的"三医联动"配套改革，公共卫生服务体系与现有医疗卫生服务体系衔接不够紧密。加强医防协同是完善卫生体制、健全公共卫生服务体系和医疗服务体系的内在需要，同时也是助力药品流通体制改革的强大动力。近年来，商业医疗保险已经进行了一些探索，2019年12月1日起施行的《健康保险管理办法》明确了保险公司可以将健康保险产品与健康管理服务相结合，提供健康风险评估和干预，提供疾病预防、健康体检、健康咨询、健康维护、慢性病管理、养生保健等服务，降低健康风险，减少疾病损失。保险公司可以保险合同条款和服务合同的形式提供健康服务。新修订办法将健康保险产品包含健康管理服务成本比例上限提升至净保险费的20%，进一步促进健康管理和保险产品的融合创新。但是，我国的基本医疗保险目前尚缺少健康促进服务的相关调节机制。

其次，缺少推动预防性服务的绩效考核机制。尽管《中华人民共和国基本医疗卫生与健康促进法》规定，医疗卫生人员在提供医疗卫生服务时，应当对患者开展健康教育，但是由于没有相关的考核机制，医生仍然停留在治疗患者的阶段，难以开展群防群治。

2.2.2 价值导向型医疗对公共卫生的变革作用

现代公共卫生是英美等国家为应对因高度工业化引起的环境变化而建立的，因低成本消灭恶性传染病对提高人均期望寿命做出了重大贡献而发展壮大。然而，随着人类居住环境的改善及科学技术的发展，基础医学、临床医学飞速发展，取得了可以与百年前公共卫生相媲美的成就，重治轻防的观念在实践中日益盛行，公共卫生部门则开始处于半独立状态，或者与医疗卫生服务相脱节，失去了融合、协同的根基，导致疾病治疗的经济负担飞速增长。百年不遇的新型冠状病毒肺炎大流行再一次警示我们：预防是最经济最有效的健康策略。在发展医学科技、开展医学实践的同时，医疗机构将预防工作贯穿于临床诊疗，疾控机构与医疗机构紧密衔接消除疾病影响因素，形成医防协同的高效机制具有重要的现实意义。

过去几年我国也有一些医防融合的成功案例。20 世纪 80 年代，由于未形成有效的防治机制，艾滋病曾在我国处于较高的流行态势。但是经过长期探索实践，发现来自目标人群的社会组织参与高危人群干预检测、感染者及患者的关怀具有更好的效果，疾控机构、医院各司其职，医防一体是关键。我国艾滋病防治已经取得了较好的防治效果，数据显示，至 2019 年 10 月底，全国报告存活的艾滋病感染者有 95.8 万，整体疫情持续处于低流行水平，这得益于贯彻"政府组织领导、部门参与、全社会参与、边治边防"的一系列防治措施：①各级政府设有防治艾滋病工作委员会，负责政策制定、组织协调有关部门参与、经费投入；②疾控机构承担高危人群监测和干预、宣传教育，与医疗机构、社会组织合作开设（Voluntary Counselling Testing，VCT）门诊，开展干预和关怀；③医疗机构承担抗病毒、抗感染及支持性治疗，与疾控中心、社会组织合作，开展宣传教育、预防性服药、筛查、行为干预；④感染者、患者群体组成的社会组织，配合医疗机构、疾控中心，开展同伴教育、高危人群检测和干预（安全套发放），提供关怀服务。尽管存在这些成果案例，但在大多数疾病防治领域都没有形成有效的医防协同机制。

医防协同理念在艾滋病防治中得以贯彻，与我国政府遏制艾滋病的策略密不可分，这属于公共卫生政治范畴的职能，但究其根本原因，群防群治、医防一体是将艾滋病发生、发展有效遏制在各个阶段的重要因素。

2.2.3　价值导向型医疗背景下公共卫生的发展趋势

1.医学教育改革势在必行

医学教育是医防裂痕产生的根源性因素，在价值导向型医疗的导向下，我们需要摒弃专业壁垒，培养具有群体思维的医学生。在学历教育方面，要合理规划学时，开展系统的预防医学知识教育，组织临床医学生深入基层开展公共卫生调研实践，以公众健康需求指导医学教育和人才培养。在毕业后学历教育方面，选拔临床业务能力强、责任意识好的临床医师，以公共卫生专业硕士（MPH）、应用型公共卫生博士（DrPH）

等高端交叉专业性人才培养方式开展学历学位教育，进而发挥其在临床队伍中的引领作用。探索在部分高校预防医学专业本科或以上开展临床学历学位教育，以 MD 等高端复合专业性人才培养方式开展学历学位教育，进而发挥其在公卫队伍的临床引导作用。

2. 建立分工明确、协同互通的公共卫生体系

不同医疗卫生机构在医防协同型公共卫生体系的功能定位不同。可考虑赋予专业公共卫生机构在卫生健康事业的布局和引领作用的职能，在为辖区内居民提供健康知识宣教、组织群防群控等工作的基础上，通过制定防治策略、提供专业培训，扩展医院的公共卫生服务范围，提升基层医疗卫生机构的医防服务质量及与公共卫生服务体系的融合程度。进一步强化医院的公共卫生责任，在诊疗服务过程中有效发挥健康教育和健康促进职能，并通过加强传染病 / 感染性疾病相关科室建设，实现传染病监测预警关口前移，赋予医院预防性接种的职能。基层医疗卫生机构承担辖区内居民的筛查、分诊、转诊以及隔离观察等工作，并为辖区内居民提供健康知识宣教，协调群防群控，通过完善双向转诊制度加强与医院的联结，通过加强基本公共卫生服务工作推动与专业公共卫生机构的协作。

不同的医疗机构应当在运行过程中加强信息共享，以提高传染病等公共卫生突发事件的预警能力，提升慢性病防治诊断及健康管理的有效性；应当加强人员互通，互派人员挂职锻炼，互补不足；应加强科研成果共享，共同开展科学研究，提升疾病防治的有效性。

3. 信息技术将在公共卫生实践中发挥重要作用

随着物联网、移动互联网、人工智能等技术的快速发展，信息技术在大健康领域发挥着越来越重要的作用。

在健康管理领域，运用大数据技术能够对健康管理对象信息的采集监测实现共享整合，从而有效对管理对象进行风险评估和正面干预。目前可穿戴技术装备已经大量出现，这为大数据技术在健康管理行业发挥作用提供了更好的载体。

大数据也是健康保险有效运行的技术支撑。一方面，现代健康保险

系统是由健康保险机构方、医疗服务提供方、被保险人、政府方之间相互作用、相互依存、相互联动的，需要加强信息共享互通，形成制约机制；另一方面，大数据在全人群全生命期健康风险管理及健康保险模型精算方面具有重要的应用价值，对于节约保险经费具有重要的指导意义。在实践中应充分运用大数据技术，将"预防为主、医防协同"的基本策略结合运用到"事前健康管理、事中诊疗监控、事后赔付核查"三个环节，形成医疗保险与医防协同的一体化模式，引导资金投向健康管理，实现关口前移，达到节约经费和维护健康的双赢目标。

4. 形成医防协同的促成机制

医防协同的贯彻落实必须有相关的配套改革发挥助推作用。建议发挥医保支付调节医疗服务行为、引导医疗资源配置的重要杠杆作用。一是可考虑统筹基本医保基金和公共卫生服务资金的使用。2020 年 2 月 14 日召开的中央全面深化改革委员会第十二次会议上，习近平总书记强调"要统筹基本医疗保险基金和公共卫生服务资金使用，提高对基层医疗机构的支付比例，实现公共卫生服务和医疗服务有效衔接"，这为提升健康领域公共投入绩效指明了方向。在实际操作中，可根据实际公共卫生服务情况采取资金池合并或建立统筹使用机制。对于结核病、艾滋病等传染病，由于经过长期防控工作，已经形成了较好的防治模式，应当考虑将抗病毒治疗经费与医保基金合并归口管理。对于慢性病管理等基本公共卫生服务，可考虑建立统一协调机制，统筹资金使用，实现基本公共卫生服务和医疗服务无缝衔接，将基本医疗保险按人头打包给供方，激励整个卫生体系形成资源节约意识，提供预防性服务，形成预防、诊断、控制、治疗和康复整合协同的一体化慢性病管理体制。二是建立基本医保基金抵御突发公共卫生事件风险的机制。建议通过财政投入和预留部分医保基金，设立疫情风险储备金，建立药品耗材应急采购机制、医保基金先行预付等措施，形成医疗保障制度应对突发公共卫生事件的常态化机制。三是可考虑基本医疗保险对预防性服务的引导激励机制。上海市近期印发了《关于加强本市医疗卫生机构健康教育与健康促进工作的指导意见》，将医疗机构要在门诊设立健康咨询室、健康教育要延伸到所在社区等内容纳入医院发展战略，这是很好的尝试。国家也将在2022年前建立医疗机构和医务人员健康教育和健康促进绩效考核机制。基本医疗保险支付方式是有效的经济手段，可科学设计临床诊疗中的预防性服务内容，并从患者个体、医疗机构整体两个层面设计绩效考核机制，作为医保支付的重要依据，从而推动医防协同。

可考虑建立涵盖不同医疗机构参与医防协同的绩效考核机制。打破各机构相对孤立、各自为政的格局。对综合医院，要结合其承担的公共卫生服务职能，将临床医生承担的人群随访、健康教育、预防咨询、疫苗接种等临床预防性服务工作与绩效挂钩。对基层医疗卫生机构，要进一步完善绩效考核方案，引导医疗卫生资源下沉，推进落实分级诊疗制度，完善国家基本公卫考核方案，推动社区预防、保健、医疗、康复、健康教育服务深度融合。对专业公共卫生机构，要将面向医院和基层医疗卫生机构提供培训、疾病预防控制技术指导的数量和质量作为绩效考核内容，充分发挥其对公共卫生工作的引领作用。

（冷志伟）

2.3　整合医学对价值导向型医疗的贡献

我国卫生服务体系长期以来具有以医院为主导、以疾病治疗为中心、条块分割等特点，公共卫生机构、医疗机构分工协作机制不健全，各级各类医疗机构合作性不够、协同性不强，缺乏联通共享。公立医院追求床位规模，部分公立医院单体规模过大，不同程度地挤压了基层医疗卫生机构与社会办医院的发展空间，医疗资源配置低下、医疗服务连续性差，影响了卫生服务体系整体效率的提升。这种卫生服务体系的"碎片化"不仅难以满足居民特别是慢性病患者对连续性、综合性、协调性、高质量医疗服务的需求，而且在很大程度上加剧了医疗费用的不合理增长，加重了患者的经济负担。

我国卫生健康事业的初心和终极目标是以人民健康为中心，让有限的卫生资源发挥最大效用，让老百姓得到更多的健康价值与获得感。价值医疗需要实现整体卫生资源的合理配置，让医疗资源和卫生服务提供体系得到整合，具有良好的经济效益和社会效益。这与健康中国的理念不谋而合，也是我国医药卫生体制改革攻坚突破的现实要求。通过建立更加合理的激励约束机制，调动医疗卫生体系中各利益相关方的合作，优化服务模式，推进分级诊疗和医联体、医共体建设，建立以人为本的整合医疗卫生服务体系，是加快实现价值型医疗的路径之一。本节主要阐述整合医疗的理论框架，国内外整合医疗实践、价值医疗与整合医疗的协同与融合等方面内容。

2.3.1　整合医疗的概念、形式及理论框架

1. 整合医疗的概念

整合是一套关于资金、行政、组织、服务提供和临床水平的连贯方法和模式，一般指以资产和所有权为纽带的一体化联合。世界卫生组织界定"整合医疗（Integrated care）"的定义是整合服务的管理和组织，为居民提供容易接受和愿意接受的卫生服务，使卫生服务支出在可控范围之内，最终服务效果能取得预期的健康收益，整合范围主要包括卫生机构、服务提供者、服务消费者等不同层次的参与者。关于整合医疗的定义有很多，其多样性是由医疗系统中的不同利益相关方赋予这一定义的不同目的所驱动的，通常基于以下四种角度定义整合医疗，即基于卫生系统角度、管理者角度、社会科学角度和患者（以人为中心）的角度，具体定义见表 2-3。

表 2-3　基于不同角度的整合医疗定义

角度	整合医疗定义
卫生系统	管理和提供医疗服务，使人们获得一系列的健康促进，疾病预防、诊断、治疗、管理、康复和姑息治疗服务，在医疗部门内外的不同层次和地点进行协调，并根据人群需要进行协调

续表

角度	整合医疗定义
管理者	这一过程涉及随着时间的推移，在独立的利益相关方之间建立和维持一个共同的结构，以便协调他们的相互依存关系，使他们能够在一个整体项目上共同工作
社会科学	通过跨越多种服务、提供者和环境，提高人们的医疗和生活质量、满意度和系统效率。如果这种促进多方面努力的整合的结果会给人们带来好处，那么就是整合医疗
患者	可以与那些共同努力了解患者及其照顾者的人一起计划他们的诊疗，让患者控制并整合服务，以实现对他们来说重要的结果

2. 整合医疗的形式

整合医疗的形式复杂，从整合类型上来说，可以分为组织整合、专业整合、文化整合、技术整合；从整合纬度上来说，包括宏观层面的系统整合，中观层面的组织整合、专业整合，微观层面的临床整合；从整合过程上来说，涉及如何组织和管理整合医疗服务。不同整合的关键形式侧重点详见表2-4。

表 2-4　不同整合医疗形式比较

整合形式	整合内容
横向整合	卫生服务、社会服务和其他医疗服务提供者之间的整合医疗，通常基于支持特定的多学科团队和／或医疗网络的发展
垂直整合	基层、社区、二级医院和三级医疗服务的整合医疗
部门整合	在一个部门内进行整合医疗。例如通过多专业团队、基层、社区和二级医疗网络，在专科服务中结合横向和纵向整合医疗方案
以人为本的整合	提供者、患者及其他服务使用者之间的整合医疗，通过健康教育、共同决策、支持自我管理和社区参与来实现以人为中心的医疗
整体系统整合	包含公共卫生的整合医疗，以支持基于人群和以人为本的医疗方法。这是最有力的整合医疗，因为它专注于整个人群的多种需求，而不仅仅是医疗团队或单个疾病

3. 整合医疗的理论框架

许多研究者在前人基础上开发了相关理论框架，通过框架设定了整合医疗的不同领域，主要用于进行整合干预项目的实施和评价，以改善患者体验、规范医生行为、降低医疗费用。

国外学者 Michael Chaitkin 提出五步决策理论框架，用于基层医疗垂直整合项目评价。Laura G. González-Ortiz 通过综述提出整合医疗核心领域，分别涉及卫生保健系统、社区资源和政策等 12 个领域，提到了以人为中心的重要性和对背景的依赖性。Loraine Busetto 在背景—机制—结果模型基础上开发了整合医疗模型（COMIC），用于研究整合医疗干预的机制、背景和结果之间的相互作用，从而深入了解整合医疗何时、为什么和如何有助于改善结果。Pim P. Valentijn 提出基于价值的整合医疗，结合 Rainbow 理论模型和 Triple Aim 理论开发价值整合医疗框架（Value-based integrated care, VBIC），以人为中心，从临床、专业、组织、系统、功能和规范整合领域，来阐明和解释整合医疗的机制。

我国医联体的发展已经进入"深水区"，近几年国内学者对其理论研究越发重视。高鹏利用协同理论从整合协同角度出发分析医联体的合作关系，提出路径优化策略以解决不同合作模式的医联体内部问题。韩优莉基于不完全契约理论模型，构建区域医疗服务体系纵向整合效应的分析模型，提出应以居民健康需要和连续性医疗服务为目标，以政府为主要推动方，通过完善整合利益分配机制来提高整合效应。唐文熙在我国黔江区实施一项农村社区干预实验，在 D'Amour 组织协作模型基础上开发适合我国多层级卫生服务体系的多机构协作模型，详细评估整合医疗干预在其中的作用。表 2-5 对上述国内外整合医疗的理论框架研究进行了总结。

表 2-5　国内外整合医疗的理论框架研究

区域	发表年份	相关学者	理论框架	研究类型	核心要素
国外	2019	Michael Chaitkin	五步决策理论框架	理论和实证研究	阐明整合目标、理解现状、确定选项、评估选项与决策、监督实施与调整

续表

区域	发表年份	相关学者	理论框架	研究类型	核心要素
国外	2018	Laura G. González-Ortiz	整合医疗核心纬度框架	系统综述	卫生保健系统、社区资源和政策、自我管理支持、交付系统设计、决策支持、临床信息系统、领导、治理、绩效监控、组织文化、背景因素、社会资本
	2016	Loraine Busetto	COMIC 理论模型	理论研究	整合干预的背景因素、整合机制、结果产出
	2016	Pim P. Valentijn	彩虹模型理论	系统综述	从微观、中观、宏观角度出发，进行临床、专业、组织、系统、功能、规范整合
国内	2018	高鹏	协同理论	理论研究	从利益协同、运作协同、整合协同角度对医联体提出优化建议
	2018	陶生生	社会网络理论	理论研究	从医共体网络结构、行动者位置、群集现象分析医共体各成员关系
	2018	牟宝华	错位竞争理论	理论研究	推进人力资源制度改革，完善激励机制，管理一体化实现均衡错位发展
	2017	韩优莉	不完全契约理论模型	理论研究	构建区域医疗服务体系纵向整合效应分析模型，完善整合利益分配机制
	2015	唐文熙	SSPO 卫生系统模型	实证研究	评估医疗质量、疾病负担、供方合作行为、患者利用行为和系统效率；引入支付系统干预帮助整合

2.3.2 国内外整合医疗实践

1. 国外整合医疗实践

对整合医疗的关注可以帮助卫生政策制定者、管理者和从业者决定其希望发展的医疗模型，促进医疗服务体系的健康发展。整合医疗的利益相关者包括服务供应者、决策者、管理者、医疗专业人员、服务使用者等，平衡各方利益是整合成功的关键。在卫生政策领域，国内外关于整合医疗的实践较多且有不少成功案例。

国外整合医疗发展较早，比较典型的是英美两国的整合医疗系统。如美国的凯撒医联体，有 960 万成员，最早是为了解决急诊医疗中的问题，为患者提供连续的医疗服务，体现了以患者为中心的医疗理念。再如美国整合医疗组织（integrated care organization，ICO）波士顿社区医疗集团（Boston's Community Medical Group），旨在帮助那些医疗中断不连续或依赖急诊科提供医疗服务的患者，这些患者通常接受的医疗是碎片化的，集团要求将这些医疗相互协调以节省费用。ICO 是一个医院网络，为患者提供适合他们特点的医疗。区别于美国，英国负责公费医疗的机构是国民医疗服务局（national health services，NHS），为全民提供公费医疗，但随着时间发展 NHS 因受资金和人口压力而不堪重负，随后英格兰 NHS（NHS England）建立"整合性医疗制度"（integrated care systems，ICS）即医联体，其目的是打破 NHS 的资金受限以及人口增长与老龄化带来的巨大压力，需要走出医院提供更多家庭和社会医疗，并打破医疗服务之间的壁垒，同时将全科医疗、社区服务以及医院的工作协调起来，以满足患者的需要。新加坡则是由政府拥有产权，由集团掌握管理权，进行集团化管理，设置两大医疗集团竞争式运作，以提高效率，节约成本。

2. 整合医疗视角下我国医联体的起源及发展

整合医疗服务体系被证明是解决卫生系统内部体系割裂、管理碎片化和服务不连续问题的有效方式，世卫组织和世界银行 2015 年发布报告《深化中国医药卫生体制改革》提出"以人为本的一体化服务"（people-centered integrated care，PCIC），让病患、家属和所在社区共同参与到诊疗服务中，他们既是卫生服务的受益人也是参与者。世卫和世行在 2019 年更新了该报告，提出建设高质量和基于价值的医疗服务体系，实行 PCIC 有益于提高服务满意度、改善医护工作者业务水平、提高社区医疗服务可及性、加强社区医疗决策和医疗资源的利用，对于卫生体系来说使卫生资源配置更加优化、平衡。针对 PCIC 的国内外实践经验报告总结了八个核心策略（表 2-6），同时指出了改善医疗服务质量的重要性。

目前我国正在尝试建立的整合医疗服务体系主要通过医联体来实现，医联体在整合医疗视角下就是整合医疗服务体系中不同层次、不同类型医疗机构之间的资源，达到医疗资源合理分配，患者在整合服务体系中合理就医，形成多方共赢的局面。医联体的表述最先出现在 2013 年原卫生部印发全国卫生工作会议文件中，文件通知中提到要逐步实现上下联动、双向转诊，并且鼓励探索"医疗服务联合体"等形式以"改善基本医疗卫生服务的便利性和可及性"。

表 2-6　PCIC 的核心行动领域建议

核心行动领域	具体实施战略
基层首诊制	患者登记签约服务
	风险分层
	守门人制度
	确保可及性
行之有效的跨学科团队	团队的构成、职能和领导
	为患者量身定制的个性化服务计划
包括转变医院职能在内的纵向整合	在纵向整合的网络中，明确各级各类机构的职责
	服务供方间的关系
	形成医疗卫生机构网络
横向整合	各级各类医疗机构之间的整合
先进的信息技术 / 电子健康系统	统一的电子病历系统
	沟通和服务管理功能
	互连互通
统一的临床路径及行之有效的双向转诊制度	统一的临床路径促进服务一体化和决策支持
	在一体化服务网络中的双向转诊路径
绩效测量标准与反馈循环	标准化绩效指标
	持续不断的反馈循环，促进质量改进
认证	供地方和国家使用的认证标准
	机构要得到认证需达到的指标

（1）我国医联体的起源和类型

1996 年南京鼓楼医院集团的成立，标志着我国医联体正式建立。根据徐荣的研究，1996—2012 年期间针对医联体的研究文献非常少，从 2013 年政策出台之后出现大幅度增长，并在 2015 年之后出现井喷式增长。各地纷纷进行实践，截至 2019 年 4 月，全国三级公立医院均已参与医联体建设。2015 年，安徽天长县域医共体模式正式启动，通过按人头总额预算等政策完善治理机制和利益分配机制限制患者外流，节省医保资金。2015 年 8 月，深圳罗湖开展医联体建设，实行以患者为中心的整合医疗，统一集团化管理，管办分开，通过政府补偿、绩效管理、价格调整、药品采购等多方面实现医院、医生、患者多方共赢。2018 年，北京市正式成立紧密型儿科医联体，统一儿童用药目录，医联体内药品在医院间跨院调剂使用，方便患儿就近诊疗。

医联体整合实践的形式多种多样，国内目前没有统一的标准，其目标都是引导优质资源有效下沉，合理使用资源。医联体，尤其是区域医联体已成为卫生医疗体系建设和公立医院改革的重要内容之一。随着各地不断实践探索，我国医疗服务体系整合主要有四种类型，见表 2-7。

表 2-7　我国医联体整合类型

整合类型	合作方式	代表案例
城市医联体	城市间纵向整合	江苏镇江康复医疗集团
县域医共体	县乡村三级整合	安徽天长医共体
专科联盟	以专科合作为纽带	北京市儿童医院儿科联盟
远程协作医疗网	以技术帮扶为主	中日友好医院远程医疗网络

（2）我国医联体的整合形式

医联体的建立需要我们对医疗资源进行整合，从整合的基本要素来看，可以从整合纽带、整合方式、治理结构、成员构成四个方面对医联体的整合形式进行分类（表 2-8）。

表 2-8 整合要素分类特点及实践

整合要素	各要素分类	特点	实践举例
整合纽带	产权统一	所有权实体整合,具有独立法人地位	江苏镇江康复医疗集团
		医院兼并、收购或直接主办取得基层医疗机构所有权和经营权	广东深圳市实行医院对社区服务中心实行一体化的统一管理
	产权不统一	以技术、管理、契约等非资产要素整合,原法人地位不变	北京同仁、积水潭、协和等 28 家三甲医院建立长期业务合作关系
	两种共存	集团内部存在上述两种形式	上海瑞金医疗集团
整合方式	涉及产权	资产重组、兼并经营:人、财、物之间的全面统一整合,改变原有隶属关系	马鞍山市立医疗集团
	半涉及产权	股份制合作:核心医院通过参股的形式与成员医院合作,原有隶属关系不变	山东大学齐鲁医院下属的平邑县人民医院
	不涉及产权	帮扶协作、医院托管:隶属关系不变,技术帮扶或交付管理权	武汉市第五医院对辖区内社区卫生服务中心的管理
治理结构	理事会模式	董事会领导下的院长负责制,统一程度高,多为产权整合	江苏康复医疗集团
	管委会模式	内部成立医联体管理委员会,管理较松散	北京世纪坛医联体
成员构成	横向整合	多为三级医院或同级医院之间整合	北京同仁、积水潭、协和等 28 家三甲医院建立长期业务合作关系
	纵向整合	主要是三级医院和二级医院、社区之间的合作,较普遍	罗湖医疗集团

目前医疗资源整合主要涉及医疗服务机构与医疗保险机构等部门的跨体系整合及医疗服务机构之间的整合两大类。前者在美国等西方国家已经实践,如美国的 HMO 体系与医疗保险组织签订合同,确定 IDS 补

偿总额，调整利益分配方式，通过医疗保险支付方式和经济契约来协调不同层级医疗机构之间的利益分配，达到控制医疗费用的不合理增长、增加机构和医生积极性的作用。而我国更多的是医疗机构之间的整合，不涉及其他部门，如表 2-7 和表 2-8 所示，纵向整合是目前主要的医联体合作方式。

（3）我国医联体存在的问题

综合国外整合医疗和国内医联体的发展现状，我国医联体的发展是在整合医疗的背景下，借鉴国外相关理论和实践经验发展而来，实际上医联体即为我国整合医疗的发展形式。我国开展整合医疗的限制因素主要体现在守门人制度试点经验有限，转诊体系对实现基层首诊目标的作用有待加强；其次医院没有动力将服务转到基层，或者与下级卫生机构实现整合；另外在三级医院和基层就诊，患者报销比例仅有少许差别，不足以制止患者去大医院首诊的行为。

2.3.3　国内外整合医疗的效果评价

1. 国外整合医疗的效果评价

国外整合医疗效果评价研究涵盖定性、定量以及混合方法研究，主要集中在医疗价格和费用的影响，且观点不一致。国外早期一些整合医疗评价研究显示，当地理上相邻的医院整合时，住院价格会比未整合的医院高，Michael G. Vita 和 Seth Sacher 发现当参与整合的医院价格增长了 23% 时，未参加的医院价格增长了 17%。Cory Capps 和 David Dranove 通过将 12 家整合和未整合医院匹配对比发现参与整合的医院医疗价格存在大幅度上涨。Martin Gaynor 研究了 1997—2006 年间英国医院整合的效果，发现整合效果一般。而 Dranove 对涉及和不涉及所有权的两种整合进行了研究，涉及所有权整合的医疗集团节省了 14% 的成本，而不涉及所有权整合的医疗集团没有明显的成本节约。Thomas P.Weil 认为整合有继续推行的价值，整合中医疗保险按病种付费等其他支付方式可以从理论上鼓励医院和医生减少过度医疗。近年来国外关于整合医疗项目试点的评估越来越多，从国外对整合医疗的评价来看，国际上并没有一套系统的评价体系，国外研究多聚焦以患者为中心，集中评价医疗利用、医疗质量和医疗成本。表 2-9 列举了相关评估项目情况。

表 2-9　国外整合医疗项目效果评价

作者	国家	整合项目	研究设计	所选指标	方法	目的 & 结论
Carrie H.C.	美国	ACO	队列研究	医疗总支出、支出类别、医院和急诊的使用情况、30 天再入院情况	倍差法	——比较 ACO 医生与非 ACO 医生在医疗保险受益人的医疗保健结果方面的变化情况 ——实施 ACO 后，患者季度总支出减少
Brenda R.b.	美国	IHC	队列研究	医疗质量、医疗服务利用率、医疗费用	广义估计方程	——评估整合医疗系统中初级护理的整合团队管理相对于传统实践管理的优势 ——整合团队实践管理中接受初级保健的比例较高，交付系统成本较低
Irma H. J. E.	荷兰	IC pathway	过程评估	项目实施程度、满意度、协作情况	混合方法：问卷和访谈	——评估整合医疗路径对改善医院、组织、老年人康复之间的沟通、分流和转诊的可行性 ——患者、护理人员和专业人员对护理路径的提供相当满意，但是协作有待改善
Martin G.	英国	NHS	回顾性研究	合并医院的活动、人员配置、财务执行情况、医疗质量	倍差法	——评价 1997—2006 年间英国医院合并的效益 ——研究结果表明很少有证据表明合并取得了收益，合并后可能会减少患者福利，比如等待时间增加、就诊距离增加

续表

作者	国家	整合项目	研究设计	所选指标	方法	目的 & 结论
Paul A S.	澳大利亚	GCIC	非随机对照临床试验	医疗成本、医疗服务利用、健康结果、患者满意度	广义线性模型、时间序列回归、预算影响分析	——评估黄金海岸医院和卫生服务部 GCHHS 针对慢性病实施黄金海岸整合医疗试点的效果 ——评估未结束
Laura E.	英国	WELC IC	过程评估	方案干预措施、构成、推动因素	定性评估：常驻研究者模式	——评价沃尔瑟姆森林和东伦敦整合医疗方案，将整合医疗的目标转化为发展、实施和交付的各个阶段 ——评估未结束

注：ACO：Accountable Care Organization 美国责任医疗组织；IHC：Intermountain Healthcare 美国一家非营利性医疗保健组织实施的一项整合医疗项目；IC pathway：荷兰的一项整合医疗路径；GCIC：澳大利亚黄金海岸医院与卫生部实施的一项整合医疗计划；WELC IC：沃尔瑟姆森林和东伦敦的整合医疗方案。

2. 国内整合视角下医联体的效果评价

国内对于医联体的评价多集中在几个方面，一是医联体的运行现状分析，主要涉及不同地区医联体的经验介绍，如龙俊睿分析上海市浦东新区医联体 2013—2015 年运行状况，利用现况调查和定性访谈，对医疗机构基本情况（平均住院日、病床使用率、资产负债率等）、运行情况等分析发现建设有待完善，患者需求还不能很好地得到满足；二是医联体模式的建设评价，研究医联体推进过程中医疗资源的优化配置、分级诊疗和双向转诊、提升基层医疗服务能力、医保支付方式改革等方面的作用，如方鹏骞等人对县域医联体进行了比较分析，以安徽天长医疗联合体模式、江苏启东医疗管理集团模式、山东青州医联体模式为例，对 3 种模式的基本内涵、组织管理模式、职责分工、运行机制以及医保支付方式等方面进行比较分析总结。汪志豪利用新农合数据比较安徽某医联体实施按人头总额预付的效果，分析新农合基金支出、住院人次、费用、补偿比等指标发现按人头总额预付能够取得良好的控费效果；三是医联体的理论机制研究，比较不同医联体的建设模式和运行机制，总结经验；四是分析医联体模式下医院的管理问题，涉及人才队伍建设、激励机制、财务管理等方面；五是针对医务人员和患者对于医联体的认知与需求评价，主要针对医患双方，多为问卷调查或定性访谈，如汤佳采用SWOT分析苏北医院医联体基层人才的培养模式。陶文娟将国内医联体评价方法进行了分类，分别为定性评价、定量评价、基于统计分析的评价、基于目标规划模型的评价及多方法融合的综合评价方法，详见表2-10。

表 2-10　国内医联体效果评价

作者	医联体	研究方法	评价内容
龙俊睿	上海市浦东新区医联体	现况调查和定性访谈	建设有待完善，患者需求还不能很好地得到满足
方鹏骞	安徽天长、江苏启东、山东青州医联体模式	案例分析，比较研究	3种模式的基本内涵、组织管理模式、职责分工、运行机制以及医保支付方式等方面进行比较分析总结
汪志豪	安徽阜南县医联体	纵向比较、横向比较	分析新农合基金支出、住院人次、费用、补偿比等指标发现按人头总额预付能够取得良好的控费效果
汤佳	苏北医院医联体	SWOT分析	基层人才的培养模式

2.3.4　价值医疗需要整合协同和激励相容

综上所述，国外整合医疗的效果评价从20世纪已经开始，更多地研究医疗服务或资源的整合，注重医疗成本、医疗服务利用、医疗质量的评价，其中包括国家层面卫生服务系统的整合，也包括针对单个疾病（如慢病、老年康复、肾脏疾病等）的整合项目，并从多个纬度去评价解释。国内整合医疗主要是以医联体的形式开展，目前主要集中于上下级医院间联合的形式，更多的评价运行现状和机制，围绕医疗质量、服务效率、双向转诊、学科建设、人才培养等研究，其中医保支付方式改革和激励

机制、基层服务能力建设是近几年研究的热点。国内缺乏准实验设计的
实证研究。

我们对国内外整合医疗的发展形势、理论研究、效果评价三个方面
进行梳理对比。从发展形势来看，国外整合起步较早，发展较完善，通
常由政府直接主导，整合程度高、资金较充足，系统间分工协作较完善；
国内发展较晚，医联体整合形式多样化，多为政府倡导、各地方自主实
践探索，整合多处于松散状态，由于各地背景不同，资金和激励措施各异，
各机构关系联系不密切，尤其基层医疗机构发展欠缺、利益分配机制不
均衡，这些都是今后应关注的重点。从理论研究上来看，国外多从宏观、
中观、微观角度出发，分析多方整合关系，以人为中心，注重整合效率
和结果产出的评估；国内多从经济学、管理学角度分析整合理论，重点
关注各机构之间合作关系、制度完善情况和政策评价等方面。从效果评
价来看，国外集中评价医疗成本、服务利用、医疗质量等，涉及对多个
医疗集团或某个病种或某个干预项目的评价；国内多集中于医疗服务利
用、医疗质量、绩效、医保支付制度改革等的评价，评价多针对某个医
联体试点项目。

综上所述，整合型医疗有六个关键要素。一是要需求评估和风险分
层，实施精准高效干预；二是宏观制度治理改革，实现部门间合作；三
是机构间纵向整合，推进健联体建设；四是医疗机构内多学科合作，做
到一体化服务；五是设定共同目标，建立正向激励机制，开展支付改革、
绩效评价；六是重视信息化、互联网的应用。

目前对于整合医疗理论研究没有统一的观点，对于其评价体系和方
法也不尽相同，如何利用现有的理论研究和实证评价，发展出一套完整
的理论体系和评价手段，是今后国家发展医联体的重要议题。医联体建
设是深化医改的重要步骤和创新制度，为了合理配置医疗资源，促进优
质资源下沉，我们要调整优化医疗资源结构布局，建立合理的激励机制，
平衡医院、医生、患者之间的关系，促进医疗卫生工作重点下移和资源
下沉，提升医疗体系的整体效益。在今后的医联体发展中，我们应借鉴
国内外整合医疗的成功经验和相关理论，建立以人为本的医联体，考虑

本国卫生政策背景，强调整合的作用，在进行医联体建设和评价时应注意结合当地背景和特色做出有机调整，正确评价政策效果，从而更好地实施分级诊疗和满足人民群众的健康需求。尤其在《"健康中国2030"规划纲要》纲领性的改革下，我国将通过整合型的服务理念、制度设计、体系搭建，实现服务模式的转变，进而满足疾病谱转向慢性病、老龄化的人口健康需要转变，进一步弥合医疗系统"碎片化"，在整合医疗中提升医疗价值。

（袁浩文、杨莉）

2.4　互联网医疗的价值挖掘

国务院2016年印发的《"健康中国2030"规划纲要》是推动健康中国建设的宏伟蓝图和行动纲领，要求在医药卫生事业改革中遵循健康优先、改革创新、科学发展、公平公正的原则。互联网医疗作为一种创新的医疗服务模式，在引领支撑科技创新和信息化，逐步缩小城乡、地区间基本健康服务和健康水平的差异，实现全面健康覆盖，促进社会公平等方面都发挥着积极作用，为践行健康中国战略提供有效支撑。2020年全球面对新冠肺炎疫情，互联网医疗优势全面凸显，我国互联网医疗充分发挥积极响应人民需求的社会责任，在"后疫情时代"逐步形成聚焦"以人民健康为中心"的行业价值共识，为实现价值医疗提供了更多可能。

本节主要阐述互联网医疗定义和模式、互联网医疗实现价值医疗的路径，并对互联网医疗价值做出展望。

2.4.1　互联网医疗定义和模式

国外关于互联网医疗的术语有"Telemedicine""telehealth""e-health""m-health"等，其中"Telemedicine"是最早出现的。Bird和同事在1969年发表的文献中首次使用"TELE-MEDICINE"这个术

语，之后被逐渐广泛应用。美国国家医疗联合会（Federation of State Medical Boards,FSMB）在 2014 年发布的《医疗实践中适当使用远程医疗技术的指导方针》（Model policy for the appropriate use of telemedicine technologies in the practice of medicine）中对"Telemedicine"的定义为在一个地点的被许可方（无论是否有医疗机构介入）使用电子通信、信息技术或其他手段对另一个地点的患者进行的医疗行为。除了音频、电话对话、电子邮件 / 即时消息对话或传真，远程医疗通常应用安全视频会议或存储转发技术，通过再现医师和患者之间传统的面对面的交互来提供或支持医疗服务。美国远程医疗协会（american telemedicine association, ATA）在 2018 年发布的《涉及医疗服务提供者和患者交互的远程医疗服务的核心操作指南》（Core operational guidelines for telehealth services involving provider-patient interactions）中对"Telemedicine"的定义为远程医疗是指通过电子通信将医疗信息从一个地点交换到另一个地点，以改善患者的临床健康状况。

　　在我国，合法的互联网医疗服务必须由取得《医疗机构执业许可证》的实体医疗机构开展，因此目前我国的互联网医疗主要是两种模式。一是医院主导模式，以单体医院或者医联体为建设核心，以互联网为载体和技术手段，自建网络平台或者使用第三方提供的网络平台和技术服务，建立互联网医院，通过线上开展线下已有的诊疗服务或提供药品配送，并向下垂直做基层的延伸；二是企业与医院合作模式，一般由互联网企业提供资金和技术，挂靠实体医疗机构以获取资质。比如微医集团与乌镇、武汉、天津等地医疗机构合作共建的互联网医院。同时，国家卫健委在 2018 年发布的《互联网诊疗管理办法（试行）》中对互联网医疗的定义为医疗机构利用在本机构注册的医师，通过互联网等信息技术开展部分常见病、慢性病复诊和"互联网＋"家庭医生签约服务，将互联网医疗的范围限定为"部分常见病"和"慢性病"，并明确规定"不得对首诊患者开展互联网诊疗活动"。

　　随着互联网医疗的发展，尤其信息技术的不断进步，互联网医疗有了更多的应用场景和延伸服务，已经不仅仅是通过远程技术为依托的诊断、护理、健康教育、医疗信息服务等活动。根据国务院办公厅《关于促进"互联网＋医疗健康"发展的意见》的相关内容，广义的"互联网医疗"拓展为借助互联网、物联网、大数据等载体和技术实现个体健康的全生命周期、全过程覆盖，并与咨询、诊疗、康复，保健、预防等全流程深度融合，是信息化时代医疗健康要素与网络信息技术要素交互构成的一个活动集合。

2.4.2　互联网医疗与健康中国战略

1. 共联共享，重组资源

互联网医院在"互联网＋医疗"闭环中处于中心位置，依据互联网医疗的监管要求，互联网医院需要实体医院作为依托，在实体医院的基础上实现优势互补及资源共享。实体医院作为互联网医院存在的基础，需要从关注疾病本身转变为关注健康本身，真正意义上实现区域内医疗资源的整合及共享。后疫情时代，互联网医疗能够发挥优化重组医疗资源的作用，延长传统医疗机构服务半径，推动高质量医疗服务更加公平可及，显现出其解决医疗资源稀缺性约束，特别是解决城乡间、地区间卫生服务资源不均衡问题的能力，从而切实推动解决"看病难、看病贵"等问题。

2. 提质增效，提高服务可及性

目前我国本就相对不足的优质医护人才、医疗资源等向一、二线城市流动，向大型三甲医院集中，导致医疗资源分配不均。许多患者为了得到更好的医疗服务，不得不长途跋涉跨地区到大城市看病，尤其对于偏远地区的患者，就医难的问题更加突出。有了互联网医疗，医生能够通过互联网获悉患者需求，降低医疗机构运营成本和医生时间成本，分流常见病、慢性病患者的需求，把线下医疗资源留给更有需要的患者，缓解线下公立医疗机构人满为患的情况，从一定程度上缓解了医疗资源较薄弱地区服务能力不足的困扰。互联网医疗打破了空间限制，患者足不出户就能在线上享受到适宜的医疗资源，提高了医疗服务的可及性和公平性。

同时，互联网医疗可以运用人工智能等技术帮助医生完成重复性工作，有效提高诊断和服务效率。如人工智能阅片系统可以帮助医生提高阅片的精度和效率，减少误诊、漏诊。一名医生读片需要 5 ～ 8 分钟，人工智能阅片系统可以在几秒内标注出病灶并生成结构化报告，作为辅助诊断结果提供给医生进行审查，既能够节省医生时间，也能够有效提高诊断质量和服务效率。

在后疫情时代，医疗机构充分应用信息化手段，使用好互联网医疗平台，积极向数字化转型，将会成为提质增效，提供可持续的高质量医疗服务的抓手。

3. 方便快捷，改善就医体验

通过互联网医疗，传统就医流程中挂号、预约检查、查询检查结果、随访、缴费等环节均可在线上进行（图 2-1），患者无须奔波于不同科室、业务窗口之间，省去了每个环节的排队；必须在线下进行的看诊、检查、治疗等环节，也可以通过预约提醒，告知患者前面的等候人数和预计等待时间；取药环节，可通过配送到家服务而无需到院，大大提高了患者就医效率。

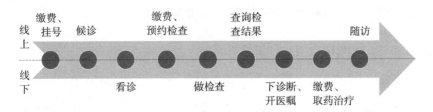

图 2-1　互联网医疗流程图

在就医流程优化和线上化的基础上，通过进一步引入智能服务，可有效提升患者就医体验。比如挂号时，系统可根据患者的症状、病史、地理位置等信息推荐最合适的医院和医师；医生开具药品、检查检验、治疗等医嘱后，系统即时推送信息以告知费用和预约说明；预约成功后，系统可即时推送信息以告知地点和相关注意事项；检查检验结果出来后，系统即时将结果及异常指标的说明和解读推送给患者，并询问是否需要预约复诊。互联网医疗平台通过整合复诊、随访、咨询服务，让患者可以足不出户享受医疗服务，避免重复医疗行为带来的不便。

4. 重构产业链，提高流通效率

传统医疗模式下，医药企业的主要销售渠道集中在医院，因竞争激烈导致其营销成本难以降低，并且由于处方药市场被医院垄断，加剧了市场失灵。国务院办公厅 2018 年发布的《关于促进"互联网＋医疗健康"发展的意见》中要求"探索医疗卫生机构处方信息与药品零售消费信息互联互通、实时共享，促进药品网络销售和医疗物流配送等规范发展"，这使得医药电商成为拓展销售渠道的一个重要突破口。医药电商可有效整合上下游资源，重构药品供应链，提高药品流通效率，扁平化的销售结构可降低医药企业的营销成本；患者可自主选择供药机构，这让市场机制能够更好地发挥作用，促使供药机构降低价格、提升服务以获得更多的订单。综上，互联网医疗对于促进医药分开、重构处方药市场、降低药品价格、加强药品供应保障有着积极的作用。

互联网医疗也会带动可穿戴设备相关产业以及物联网技术快速发展。可穿戴设备可 24 小时持续不间断地监测患者的生理指标，帮助患者量化和管理健康，也为医护人员评估病情和疗效提供有力的数据支撑。产生危急值时设备自动预警，保障危急症患者及时得到治疗。

2.4.3　互联网医疗价值的实现路径

互联网医疗目前实现了线下传统的医疗服务向线上延伸，以及部分智能化的服务实现了全面的对接与整合，初步取得了成效，但受限于政策、数据共享、技术等方面的问题，远没有发挥出其核心价值。如果从规范标准的准入、流程框架的重构、安全管理政策以及行业监管政策等方面共同入手，完善行业相关规范标准以及监管体制，有可能系统全面地推动并实现互联网医疗的价值最大化。

（1）准入行业规范与标准

1）明确医疗准入标准：线下医疗相关的法律法规、政策规定、司法解释已形成了较完善的体系，包括组织架构、诊疗规范、安全风险防范、医疗纠纷处理、刑事责任等。由于互联网医生和患者不直接面对面，医疗质量控制标准需要更加明确。目前我国互联网医疗的主要依据是 2018 年国家卫健委发布的《互联网医院管理办法（试行）》《互联网诊疗管理办法（试行）》《远程医疗服务管理规范（试行）》三个文件。文件中有待理清的问题：①对于诊疗服务范围，文件限定为"部分常见病、慢性病复诊"，需要界定是哪些常见病、慢性病。②对于执业规则，文件规定"在线开展部分常见病、慢性病复诊时，医师应当掌握患者病历资料，确定患者在实体医疗机构明确诊断为某种或某几种常见病、慢性病后，可以针对相同诊断进行复诊"，需要明确需要哪些病历资料来确定患者在实体医疗机构明确了诊断。③对于医疗事故，已有的文件中对于各相关方的法律责任无明确的界定，例如信息传输中的失真、设备操作中的失误、电子资料的泄露等都有可能造成不良后果，尚无明确界定由谁来承担法律责任。

2）药品追溯体系与可穿戴设备标准体系：药品网络销售将会改变传统药品流通模式，也会加大监管和溯源难度。应尽快落地药品追溯编码及配套的数据和技术标准，并建设覆盖药品生产、流通和使用全过程的药品追溯系统，实现药品"一物一码"，来源可溯、去向可追。同时，目前市面上可穿戴设备发展迅猛、品类繁多，但多用于运动休闲，产品质量参差不齐。医疗级别的可穿戴设备对于患者随访、监测有重要的作用，应针对其安全性、精准度、互通性、兼容性等方面建立标准化体系，促进行业的健康、可持续发展。

3）建立信息管理与安全标准：

①信息管理：我国《电子文件归档与管理规范》《磁性载体档案管理与保护规范》和《电子文件归档光盘技术要求和应用规范》等规范为电子文件管理机制的建立提供了标准与依据，但具体到电子文件的接收、管理、保存、利用等环节仍缺乏详细的制度规范，且已跟不上信息技术的发展。我国应借鉴国际经验，尽快建立明确、操作性强的数据管理规范和标准，如美国的《联邦政府电子文件的产生、传送、存贮与长期保存的标准》、德国的《电子业务活动过程中的文件管理与电子归档》、澳大利亚的《文件管理系统设计与实施手册》《文件与信息战略管理指南》

《数字化保管协议》等。

②信息共享：目前国内医疗信息系统厂家在开发系统时未严格执行国际和国家的数据和信息共享标准，不同供应商之间缺乏有效沟通，导致各子系统难以有效集成。同时，医院出于对数据安全性、医疗技术保密和数据资产价值的考虑，不愿意对外分享医疗业务核心数据。技术和管理两方面的因素导致目前各医疗机构间甚至医疗机构内部各系统之间的信息壁垒和"信息孤岛"现象普遍存在，阻碍了信息互联互通和有效利用。我国应加快对相关标准执行情况的指导和监督，并基于 HL7、DICOM 等医疗行业标准建立以电子健康档案和电子病历数据共享为核心的覆盖个人生命全周期的数据共享与交换平台（如人口健康信息平台、区域卫生信息平台等），以支撑患者、医药机构、行政管理机构等各方之间的信息互联互通。

③信息安全：全民健康大数据是互联网医疗发挥核心价值的基础。全民健康大数据不仅涉及个人隐私，也涉及公共安全，对信息安全有着前所未有的高要求。目前，我国信息安全技术还不够成熟，立法也不够完善，隐私泄露事件时有发生。原国家卫生计生委印发了《人口健康信息管理办法（试行）》，对人口健康信息的基本内容、主管部门、管理要求、应用原则、保障信息安全和保护隐私的要求等方面进行了规定，但在具体操作层面仍然缺乏相关制度和细则。我国应按照以安全保发展、以发展促安全的思路，尽早制定和颁布相关法律法规，对个人健康信息保护的范围、应该遵循的细则、被侵害时的维权等问题进行全面、系统、详尽的规定，提高我国对保护个人信息法律的水准。欧盟颁布的《个人数据保护指令》不但具有较高的权威性，而且适用范围也非常广，在保护个人信息方面取得了良好效果，其成功经验值得我们借鉴和学习。

（2）整合资源，重塑互联网基本架构

目前我国没有统一规划建设的国家或区域性互联网医疗平台，大多由医疗机构自建互联网医院，存在较多问题。患者寻医时需分别访问多个互联网医院，操作繁琐、体验差；医疗机构的建设标准不统一、互通性差、重复建设，且需自行与其他机构、平台对接；供药机构需分别与不同的互联网医院对接，重复开发、管理难度大；监管机构需要求所有的互联网医院接入监管平台，联调、测试工作量大，且来自不同医院的多源异构的数据将加大监管难度。建议国家未来能够做好顶层设计，整合资源，建立医疗大数据共享平台、互联网医疗平台、医保结算平台三大核心平台。基本架构如图（图 2-2）。

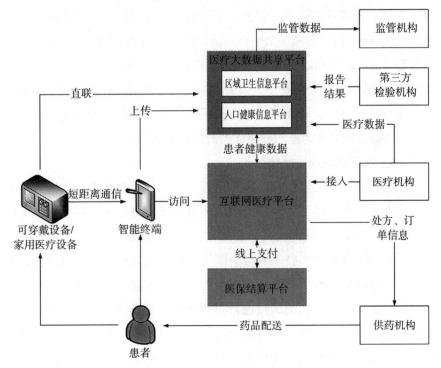

图 2-2　建议互联网医疗的基本架构

1）医疗大数据共享平台：整合目前已有的人口健康信息平台、区域卫生信息平台，建立统一的医疗大数据共享平台。所有医疗机构、第三方检验机构均按数据共享标准将患者医疗数据上传至平台；可穿戴设备/家用医疗设备采集的患者端数据可直接上传至平台，或通过短距离通信先同步到智能终端，再上传至平台。如此可建成覆盖全人群、全生命周期、全方位、系统连续的个人健康档案。患者可从平台获取自身健康数据，其他机构在患者授权情况下可从平台获取所需数据，比如医疗机构可从平台获取支撑诊疗所需的数据，监管机构可从平台获取监管所需数据。

2）互联网医疗平台：建立类似于淘宝网的互联网医疗平台，医疗机构作为"商户"接入，可以将自有的互联网医院与平台对接，或直接使用平台的功能，保证所有医疗机构在统一、规范的流程下开展互联网诊疗服务，所有操作全程留痕。互联网医疗平台统一与医疗大数据共享平台、医保结算平台等其他平台对接，减少了医疗机构和其他平台之间的对接、测试工作。患者只需访问一个平台即可查看、比较区域内所有医疗机构和医生。供药机构只需和一个平台对接，患者选择供药机构并完成支付后，平台实时推送订单和处方信息，供药机构按照要求配送即可。

3）医保结算平台：基于全国统一的信息业务编码标准建设全国统一的医保结算平台。互联网医疗平台与医保结算平台提供的线上支付接口对接，即可实现患者本地和异地就医的即时结算。

（3）建立互联网监管体系

一是利用生物识别技术，保证患者实人就诊，利用大数据监控，筛查出异常就医行为的线索。建立诚信体系和黑名单制度，对恶意就医以及骗取医保基金的违法违规人员进行有威慑力的惩戒。

二是利用生物识别技术对接诊医生进行实人认证，诊疗过程要全程留痕，保留视频、音频备查，出现问题可追溯；建立医疗合规、临床合理知识库，对于拟下达的医嘱进行智能审核，对于违反规则的医嘱进行实时提醒、纠正；由药师负责进行处方前置审核，未经审核通过的处方不得流出或进入收费和调配环节；利用医保智能审核系统，对医保费用进行全面、逐条、精细化的审核，对不符合规定、不合理的医疗费用予以拒付，并按协议约定进行处理。

三是建立医疗纠纷、医疗事故、患者投诉的处理规范和制度，对于相关问题及时处理，找到原因并防范类似问题再次发生。建立举报投诉、不良事件监测上报机制和平台，以便医疗机构和患者都能够随时随地快速上报。

四是加强对药品生产的监管，从源头上保证用药安全。启用全国统一的药品溯源码，避免假药流入市场，也便于患者查询药品真伪。提高互联网医药的市场准入门槛，严格审核网上药店和平台、配送机构的资质。

网上药店和平台须进驻或与互联网医疗平台对接，直接通过接口获取电子处方，以保证处方来源真实、内容未被篡改。

五是严格按照《中华人民共和国网络安全法》《人口健康信息管理办法（试行）》等相关法律法规的要求，落实网络安全等级保护和关键信息基础设施安全保护制度，建立、完善全民健康网络与信息安全相关制度，加强供应链的管理，确保网络安全和个人信息安全，定期开展信息安全的隐患排查、监测以及预警，切实保障信息系统能够安全平稳地运行。

2.4.4　互联网医疗价值展望

1. 解放生产力

目前互联网医疗并不能凭空创造出供给，只是打破了空间限制，调动了医疗资源以提高可及性和效率。而对于优质医疗资源，在已经无法满足线下需求的情况下，能够提供给线上患者的时间非常有限，供给不足的问题依然没有从根本上得到解决。但是互联网医疗平台有利于医疗大数据的采集、集成、积累，结合云计算和人工智能技术，利用医学大数据的积累、重复、可持续的特性，充分发挥其价值。利用信息技术，互联网医疗可以替代更多更复杂和精细的诊疗服务，实现真正的智慧医疗，让医学大数据从"生产资料"转变为"劳动力"，进一步节约或替代更多人力资源、设备资源等，解放医疗"生产力"，医疗资源稀缺性约束可以得到一定程度的缓解。

2. 满足多层次多元化健康需求

人口老龄化、慢性病患者人群是互联网医疗的最大需求空间。依据WHO 国际标准，65 岁及以上人口占比超过 7% 标志社会步入老龄化，2019 年我国 65 岁及以上人口占比已高达 12.6%。人口老龄化带来的是对医疗的依赖和压力。与此同时，心脑血管疾病、糖尿病等慢性病发生率的不断提高，也使健康护理、慢病管理的需求迅速增长。老年人口互联网医疗问诊、相关健康管理服务，都将是未来互联网医疗的发展空间。此外，互联网医疗应当充分发挥便捷性、可及性和高效性优势，随着社会发展以及疾病谱的变化，顺应医疗需求提供高质量的医疗服务，满足人民群众日益增长的医疗健康需求。如皮肤科、精神科等需求量较大的业务应逐渐转向精耕细作，优先满足重点患者的诊疗诉求，将有限的优质资源优先匹配到医患问题，通过部分专科服务升值将互联网医疗价值最大化。

3. 改善防治效果

互联网医疗可以提高患者随访的便捷性，更好地保障患者就医连续性和依从性，减少健康风险因素，降低因随访不到位造成的本可以避免的并发症和不良事件发生的几率。在心血管治疗和预防过程中，移动健康技术的应用可灵活地改变健康相关信息的提供方式，监测设备的使用能够将患者自我管理涉及的重要体征及上下文参数实时共享给医护人员。当患者需要支持的时候，医生的反馈和指导也能够及时到达，真正实现以行为改变目标的持续干预。此外，使用移动健康工具进行患者监测，能够为临床医护人员提供以往简短的问诊过程中无法测量的大量数据，这些数据反映了患者在自然环境下的生理和行为状态。此外，国外已有很多针对糖尿病、慢性阻塞性肺疾病、心力衰竭等疾病的随机对照试验，结果显示互联网医疗能够降低患者死亡率、提高生活质量。国内也已有针对糖尿病、帕金森、高血压、孕期保健等疾病的随机对照试验，结果均显示互联网医疗组患者的依从性更高、疗效指标更佳、不良事件发生率更低、生活质量更高。

4. 预测、预防疾病

目前我国互联网医疗仅仅涉及了患者就医、诊疗环节，离"健康中国"战略"预防为主、防治并重"的原则和"全生命周期"的着力点仍有较大差距。利用大数据和人工智能技术，对居民本人及家族的基本信息、基因组序列数据、消费数据、健康档案数据、病史资料、诊治记录、物联网采集的生理数据和社会环境数据等大数据进行有效整合、挖掘、分析，可预测个人患特定疾病的概率，有针对性地制定个性化的早期筛查和预防干预措施，延缓发病甚至降低发病率，提高全民健康水平和生活质量。

互联网医疗借助数字化、平台化的优势，在医疗资源整合、提升效率、改善体验以及患者全生命周期健康管理方面，都能够将现有医疗向价值医疗推进，形成深化医药卫生体制改革和推进健康中国战略的有利条件。目前越来越多的平台企业从观望到发力，阿里、京东等企业积极参与互联网医疗建设，丁香医生等平台也在擅长的领域快速发展，助推行业向价值医疗回归。在政策支持、行业规范、用户参与等多方努力下，勠力同心共同挖掘互联网医疗的价值性，重塑更为公平、高效、可持续的卫生服务体系。

（孙麟、杨华）

第 3 章

价值导向下的新特色

——价值型保障篇

在过去的"十三五"期间，我国医疗保障工作事业的改革发展取得了突破性进展，为缓解群众"看病难、看病贵"问题发挥了重要作用，基本形成了以基本医疗保险为主体，医疗救助为托底，补充医疗保险、商业健康保险、慈善捐赠、医疗互助等共同发展的多层次医疗保障制度框架，更好地满足了人民群众多元化医疗保障需求。但是我国医疗保障发展仍不平衡、不充分，多层次医疗保障体系尚不健全，医保、医疗、医药改革协同性需进一步增强。目前城镇化和就业方式多样化发展迅速，疾病谱变化影响更加复杂，对完善医疗保障制度政策提出更高要求。建立价值型医疗保障体系，是未来我国医疗保障事业发展的需要。本章重点从多层次医疗保障体系的价值特性、个人账户的价值型改革以及医保经办服务价值型创新改革三个小节进行阐述。

3.1 多层次医疗保障体系及价值特性

3.1.1 医疗保障的内涵与价值

1. 医疗保障的内涵

医疗保障是以国家或政府为主体，依据有关法律规定，通过国民收入再分配，在公民因患病、年老体弱或意外事故造成身体疾病时，能提供基本医疗服务并给予经济补偿与帮助，缓解因治疗疾病而产生的经济风险，保障国民得到基本医疗服务的一项经济补偿制度。医疗保障制度既是健康保障的一部分，又是社会保障体系的有机组成部分，其核心是社会医疗保险制度。

我国的全民医疗保障制度，主体是由个人和单位缴费、财政补助等多种筹资来源构成的社会医疗保险制度。社会医疗保险强调筹资公平和医疗服务可及性的公平。社会医疗保险根据个人（或家庭）的支付能力进行筹资，对失业人员、退休者和低收入人群给予缴费优惠或豁免，保证每个社会成员都有机会参保。在筹资水平一定的情况下，社会医疗保险优先保证参保人对必需服务的可及性，在个体的生命周期中，年老时期疾病风险往往高于年轻时期；在社会总体收入结构中，低收入人群的疾病风险往往高于中高收入人群。社会医疗保险脱离了缴费与待遇完全对等的精算原则的影响，体现了社会互助共济的特性。

2. 医疗保障制度的价值体现

（1）医疗服务需求方

医疗保障制度是通过对参保者发挥医疗费用分担的作用来体现价值。疾病是人一生难以避免的最大的健康风险，它在给人们带来病痛的同时，也带来了经济风险。疾病的经济风险表现在两个方面：一是由于疾病导致人们丧失劳动力，二是因为治疗费用可能导致个人和家庭因难以承受而陷入贫困。人们通常会采取两类方式来面对疾病经济风险：一是以个人或家庭为单位的应对方式，二是寻求外部支持的社会应对方式。以个人或家庭为单位的应对方式是非常脆弱的，往往会严重影响家庭的生活质量，降低家庭的经济水平，一定程度上还会将家庭拖入临时性或永久性贫困。寻求外部支持的社会应对方式主要有三种方式，分别是正式或非正式渠道的借贷行为、寻求各种社会援助和捐赠、融入预防性的风险共担网络。前两种行为仍然是对疾病经济风险的事后应对，而且其可获得性取决于社会经济发展水平及个人的社会经济地位，并非稳定的社会支持来源。

　　医疗保障制度是针对疾病经济风险的事前预防方式，是更为积极的应对方式。医疗保障的价值性在于应对现有和潜在的疾病风险，缓解人群因疾病问题导致的经济负担。各种医疗保障制度通过发挥经济风险共担的核心机制，即通过收集并管理各种资金来源，将经济风险从个人承担转为所有参与者共担，在一定程度上改变了医疗卫生服务供需双方在资源配置中的地位，从而能够实现抵御疾病经济风险的作用。

　　（2）医疗服务提供方

　　基本医疗保险制度是医疗保障制度的重要组成部分，其制度安排包括筹资、基金管理、待遇支付等核心内容，对医疗服务供方行为有直接和间接的影响。一是通过基本医疗保障范围的确定划定基本医疗服务的边界；二是通过医保基金支付为参保人购买医疗服务，补偿医疗机构的成本支出；三是不同的医保支付方式组合，能够引导医疗资源的配置方向和结构，有效控制不合理的医疗费用开支；四是通过医保监管，规范医疗服务提供方的医疗行为，提升医疗服务质量。

　　医保基金作为重要的卫生资金，引导其他卫生资源配置发挥价值。医保资金作为医疗机构收入的重要来源，是医疗机构有效运行的物质基础，通过有效维持医疗卫生机构的运转，提高医疗卫生服务能力。随着医保资金在卫生费用支出中所占比重逐年上升，将支持整个医疗卫生服务体系保持持续稳定的供需能力，形成医疗卫生体制的良性互动和可持续发展。

　　当前，我国的医疗保险正通过战略性购买来发挥价值，助推优质高效的整合型卫生服务体系构建。所谓的战略性购买就是医疗保险方积极地、以询证为基础地介入到确定服务组合和服务量、选择提供者组合的过程，使保险的社会目标最大化。以价值为导向的医保支付是指以医保费用为经济杠杆，通过质量评价和奖惩机制，激励医疗机构提高服务质量、改善患者体验、减少不必要医疗费用的一种支付策略。医保支付可从多个层面调节医疗服务行为、引导医疗资源配置。微观上，对单家机构实施疾病诊断相关分组（DRG）和基于大数据的病种分值付费（diagnosis-intervention packet，DIP），并辅以质量监控，提高医院内在合理控费动力，减少浪费，保证临床质量；中观上，针对病种的全过程诊疗进行捆绑支付，促进疾病治疗、康复等不同阶段不同服务的合理组合，提高全病程质量和效率，提升疾病预后；宏观上，实行医联体内的总额预付，促进治疗转向预防，优化就诊结构，引导宏观配置效率的提升，最终目标是提升全人群健康。

3.1.2　我国多层次医疗保障体系的建立与发展

作为世界上最大的医疗保障安全网，我国基本医疗保险在"健康中国"建设中发挥着极为重要的作用，通过分担疾病经济风险来防止因病致贫（返贫）的发生及促进社会公平，通过服务购买引导卫生资源的合理配置和有效利用。从 1994 年国务院启动"两江医改"拉开医疗保障制度改革大幕以来，经过 20 多年的探索，传统的劳保医疗、公费医疗与农村合作医疗制度已变成了历史，以权利义务相结合的社会医疗保险为主体、以政府负责的医疗救助和市场提供的商业健康保险等为辅助的多层次医疗保障体系框架基本建立。以基本医疗保险制度为基础，医疗救助托底线，补充健康保障为补充，结合我国城乡差异的实际情况，我国目前的医疗保障制度可以总结为"两纵三横"制度格局。"两纵"即城镇职工基本医疗保险与城乡居民基本医疗保险，"三横"即基本医疗保险、补充健康保障和医疗救助，见图 3-1。

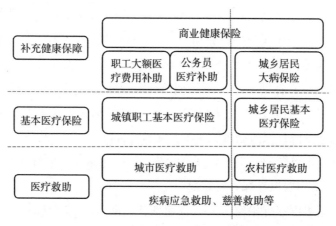

图 3-1　我国"三横两纵"的全民医疗保障制度格局示意图

基本医疗保险在筹资水平、保障程度、支付效率、经办管理能力等方面得到提升，在保障居民基本医疗服务需求、减轻居民疾病经济负担方面发挥了巨大的作用。居民自愿购买商业健康保险，享受其提供的补充保障。当遭遇医疗费用支付困难时，民众还可以向各类慈善机构申请慈善救助。

1. 基本医疗保险制度的建立与发展

1998 年 12 月，国务院发布《关于建立城镇职工基本医疗保险制度的决定》（国发〔1998〕44 号），正式提出在全国范围内进行城镇职工医疗保险制度改革，标志着与就业关联的医疗保险制度正式建立。我国实行了将近半个世纪的公费医疗和劳保医疗制度，被新的职工医疗保险制度所取代。覆盖城镇所有用人单位及职工，基本医疗保险费由用人单位和职工共同缴纳。用人单位缴费水平一般按照当地职工工资总额的 6% 左右确定，职工个人缴费水平一般为本人工资收入的 2%。经过多年发展，城镇职工基本医疗保险制度基本覆盖了全部就业人群。

2002 年 10 月，《中共中央国务院关于进一步加强农村卫生工作的决定》（中发〔2002〕13 号），在农村逐步建立适应社会主义市场经济体制要求和农村经济发展水平，以大病统筹为主的新型农村合作医疗和救助制度。2003 年 1 月国务院办公厅转发卫生部等部门《关于建立新型农村合作医疗制度意见的通知》实施新型农村合作医疗制度，由政府组织、引导、支持，农民自愿参加，个人、集体和政府多方筹资，以大病统筹为主的农民医疗互助共济制度。2007 年，在全国建立城镇居民基本医疗保险制度，重点解决城镇非从业人口（俗称"一老一小"）的基本医疗保障。这两项制度以城乡居民为保障对象，以自愿参保为原则，在筹资来源上实行政府补助与个人缴费相结合，保障水平以大病统筹为最初的设计定位。2016 年 1 月，国务院决定整合城镇居民医保和新农合，建立城乡居民基本医疗保险制度，基本实现了覆盖范围、筹资政策、保障待遇、医保目录、定点管理、基金管理"六统一"（全国除少数省 / 区外）。

（1）基本医保参保筹资状况

我国基本医疗保险覆盖人数快速增长，截至 2019 年底，全国参加基本医疗保险（包括职工医保、居民医保）的人数达 13.5 亿人，占全国总人口的 96.7%，全民医保目标基本实现。如表 3-1 所示，2019 年城镇职工医疗保险参保人数为 3.29 亿人，占全国总人口的 23.5%。

表 3-1 基本医疗保险参保人数

年份	新农合 /亿人	职工医疗保险 /亿人	城镇 /乡居民医疗保险 /亿人	总参保人数 /亿人	全国总人口 /亿人	参保率 /%
2013	8.02	2.74	2.96	13.73	13.61	100.87
2014	7.66	2.83	3.15	13.64	13.68	99.69
2015	6.70	2.89	3.77	13.36	13.75	97.16
2016	6.00	2.95	4.49	13.44	13.95	96.34
2017	1.60	3.03	8.74	13.37	13.90	96.19
2018	1.30	3.17	8.97	13.45	13.95	96.38
2019	—	3.29	10.25	13.54	14.00	96.71

资料来源：历年《中国统计年鉴》《2018 年全国基本医疗保障事业发展统计公报》。

备注："—"代表缺乏数据，2019 年城镇居民和新农合数据合并，故新农合项目不再统计，下同。

表 3-2 显示，2013—2019 年，基本医疗保险筹资总额与人均筹资快速增长。2019 年医保各筹资总额合计已达到 24420 亿元。从人均每年的筹资水平看，职工医保从 2013 年的 2573.3 元上升到 2019 年的 4816.1 元；城镇 / 城乡居民医保从 2013 年的 400.6 元上升到 2019 年的 781.0 元。

表 3-2 基本医疗保险筹资总额与人均筹资

年份	筹资总额			人均筹资		
	新农合 /亿元	城镇 /乡居民医疗保险 /亿元	职工医疗保险 /亿元	新农合 /元	城镇 /乡居民医疗保险 /元	职工医疗保险 /元
2013	2972.1	1187.0	7062.0	370.6	400.6	2573.3
2014	3024.2	1649.0	8038.0	410.9	524.3	2840.7
2015	3285.0	2109.0	9084.0	490.3	559.6	3144.0
2016	—	2811.0	10274.0	—	626.6	3479.0
2017	816.5	5653.3	12278.3	510.3	647.1	4049.2
2018	856.9	6971.0	13538.0	657.2	776.8	4274.3
2019	—	8575.0	15845.0	—	781.0	4816.11

资料来源：历年《中国统计年鉴》《中国卫生统计年鉴》《中国卫生和计划生育统计年鉴》《2019 年全国基本医疗保障事业发展统计公报》。

（2）基本医保待遇水平状况

2019 年全国基本医疗保障事业发展统计公报显示，全国基本医保基金（含生育保险）总收入 24421 亿元，比上年增长 10.2%，占当年 GDP比重约 2.5%；全国基本医保基金（含生育保险）总支出 20854 亿元，比上年增长 12.2%，占当年 GDP 比重约 2.1%；全国基本医保基金（含生育保险）累计结存 27697 亿元，其中基本医保统筹基金（含生育保险）累计结存 19270 亿元，职工基本医疗保险（以下简称职工医保）个人账户累计结存 8426 亿元，见表 3-3。

表 3-3　基本医疗保险基金支出与人均支出

年份	基金支出			人均支出		
	新农合/亿元	城镇/乡居民医疗保险/亿元	职工医疗保险/亿元	新农合/元	城镇/乡居民医疗保险/元	职工医疗保险/元
2013	2909.2	971.0	5830.0	362.7	327.7	2124.4
2014	2890.4	1437.0	6697.0	392.7	456.9	2366.8
2015	2993.0	1781.0	7532.0	437.8	472.6	2606.9
2016	—	2480.0	8287.0	—	552.8	2806.2
2017	754.1	4954.8	9466.9	471.3	567.2	3122.1
2018	818.2	6277.0	10707.0	627.6	699.5	3380.5
2019	—	8191	12663.0	—	799.12	3848.94

资料来源：历年《中国统计年鉴》《中国卫生统计年鉴》《中国卫生和计划生育统计年鉴》《2019 年全国基本医疗保障事业发展统计公报》。

在报销比例方面，如表 3-4 所示，2019 年职工实际住院费用报销率为 75.6%，城乡居民为 59.7%。

表 3-4　城镇/城乡基本医疗保险住院政策范围内报销比例与实际报销比例

年份	职工医疗保险		城镇/城乡居民医疗保险	
	政策范围内住院费用基金支付比例	实际住院费用基金支付比例	政策范围内住院费用基金支付比例	实际住院费用基金支付比例
2013	81.9	73.2	66.7	56.9
2014	82.1	73.2	66.5	57.0
2015	81.9	72.8	64.6	55.0

续表

年份	职工医疗保险		城镇 / 城乡居民医疗保险	
	政策范围内住院费用基金支付比例	实际住院费用基金支付比例	政策范围内住院费用基金支付比例	实际住院费用基金支付比例
2016	81.7	72.2	65.8	56.3
2017	81.7	72.0	66.2	56.0
2018	81.6	71.8	65.6	56.1
2019	85.8	75.6	68.8	59.7

资料来源：历年《全国医疗生育保险运行分析报告》《2019 年全国基本医疗保障事业发展统计公报》。

（3）保障范围扩大，政策范围内补偿水平稳步提高

基本医疗保障范围有所扩大，一是基本医保已经逐步转成门诊统筹与住院统筹相结合的模式，提高了门诊费用的保障水平。城乡居民的普通门诊实施统筹，部分地区的职工医保也在积极探索实施门诊统筹；二是在药品目录方面，药品保障力度得到提升。2019 年版的常规准入部分共 2643 个药品，药品目录进一步扩大，目录调整时间间隔缩短，居民的药物可及性增加。

医疗救助方面，保大病回归至保基本，解决了贫困人口的基本医疗卫生服务问题。表 3-5 显示，2019 年全国医疗救助基金支出 502.2 亿元，资助参加基本医疗保险 8751 万人，实施门诊和住院救助 7050 万人次，全国平均次均住院救助、门诊救助分别为 1123 元、93 元。

表 3-5　2015—2019 年我国医疗救助情况

项目	2019 年	2018 年	2017 年	2016 年	2015 年
全国医疗救助基金支出 / 亿元	502.20	424.60	376.20	332.30	333.10
资助参加基本医疗保险 / 万人	8751.00	7673.90	5621.00	5560.40	6634.70
实施门诊和住院救助 / 万人次	7050.00	5361.00	3517.10	2696.10	2889.10
全国平均次均住院救助 / 元	1123.00	1151.00	1498.40	1709.10	1595.69
全国平均次均门诊救助 / 元	93.00	106.00	153.20	190.00	177.08

资料来源：历年民政部《社会服务发展统计公报》《2019 年医疗救助统计快报》。

医疗服务利用快速上升，表 3-6 显示，2013—2019 年，医疗卫生机构服务量快速上升。基本医疗保障制度大幅降低了民众实际面对的医疗服务价格，促进医疗服务利用快速上升。由于医疗保障制度主要定位于保大病，其结果是住院服务利用上升更快。发生在医院中的医疗服务利用上升速度要快于全部医疗卫生机构。

表 3-6　2013—2019 年医疗卫生机构服务量

年份	诊疗人次数			入院人数		
	医疗卫生机构合计 / 亿人次	其中，医院 / 亿人次	医院中：三级医院占比 /%	医疗卫生机构合计 / 万人	其中，医院 / 万人	医院中：三级医院占比 /%
2013	73.1	27.4	45.26	19215	14007	38.91
2014	76.0	29.7	47.14	20441	15375	40.92
2015	76.9	30.8	48.7	21054	16087	42.45
2016	79.3	32.7	49.85	22728	17528	43.85
2017	81.8	34.4	50.29	24436	18915	44.39
2018	83.1	35.8	51.68	25453	20017	46.42
2019	87.2	38.4	53.6	26596	21183	49.49

资料来源：历年《中国卫生和计划生育事业发展统计公报》《中国卫生健康事业发展统计公报》。

衡量医疗保障制度有效性的另一指标是应就诊未就诊率和应住院未住院率。根据 1993 年以来的第五次全国卫生服务调查，中国应就诊未就诊率经历了一个先上升后下降的阶段。下降的拐点在 2003 年，即新农合建立当年。而应住院未住院率一直在不断下降，并且有加速下降的趋势，见表 3-7。

表 3-7　1993—2013 年我国应就诊未就诊率和应住院未住院率　（单位：%）

年份	应就诊未就诊率			应住院未住院率		
	合计	城市	农村	合计	城市	农村
1993	36.4	42.4	37.8	35.9	26.2	40.6
1998	38.5	49.9	45.8	32.3	27.5	34.5
2003	48.9	57	45.8	29.6	27.8	30.3

续表

年份	应就诊未就诊率			应住院未住院率		
	合计	城市	农村	合计	城市	农村
2008	37.6	37.3	37.8	25.1	26.0	24.7
2013	27.3	32.9	22	17.1	17.6	16.7

数据来源：2008 年《国家卫生服务调查》，2013 年《国家卫生服务调查》。

2. 补充医疗保险／救助发展状况

在基本医疗保险制度与医疗救助制度的基础上，各地区逐步探索建立了各种形式的补充医疗保险制度，其中包括公务员医疗补助、大额医疗费用补助、工会医疗互助、企业补充医疗保险，城乡居民大病保险以及各种商业医疗保险等。补充医疗保险的主要类型如下：

（1）公务员医疗补助

公务员医疗补助是对于参加职工基本医疗保险制度的公务员实施的一种补充性医疗保险制度，其目的是让享受原公费医疗的人员过渡到职工医保制度后，待遇不降低。根据《关于实行国家公务员医疗补助意见的通知》（国办发〔2000〕37 号），公务员医疗补助的对象是国家行政机关工作人员，依照公务员管理的事业单位人员，党群机关、人大、政协等单位的工作人员。医疗补助经费由同级财政列入当年财政预算，具体筹资标准应根据原公费医疗的实际支出、基本医疗保险的筹资水平和财政承受能力等情况合理确定。从各地实施情况看，公务员医疗补助的筹资水平为工资的 4%～6%，委托医保经办机构统一管理。

公务员医疗补助主要支付基本医疗保险统封顶线以上的基本医疗保险目录范围内费用、个人自付超过一定数额的基本医疗保险目录内费用、中央和省级人民政府规定享受医疗照顾人员的医疗费用等。

（2）城镇职工补充医疗保险

一些地区在职工医保制度改革过程中建立了职工补充医保制度，尽可能不低于改革前的单位劳保制度的待遇水平。各地职工补充医疗保险有所不同，包括 "大额医疗费用补助""大额医疗保险" 等。各地职工补充医疗保险采取的主要做法如下：一是由地方政府制定职工补充医疗保险政策，规定与基本医保一起实行同步参保，凡是参加城镇职工基本医疗保险的人员都必须参加职工补充医疗保险；二是允许收入相对较低的外来劳务工不参加补充保险，但需要经社保部门认定；三是在筹资来源方面，职工补充保险的筹资一般由个人缴纳，每月缴纳保费从几元至十几元不等；四是在支付水平方面，补充保险支付基本医保封顶线以上的费用，支付比例在 75% ~ 95%，部分地区的补充医疗保险不设封顶线；五是在经办管理方面，一部分地区职工补充保险由社保经办机构统一管理，也有一部分地区补充保险以集体投保的形式由社保经办机构委托给商业保险公司经办。

（3）职工互助医疗保险

职工互助医疗保险指城镇职工在参加基本医疗保险的基础上，为解决参保患者超过基本医疗保险统筹基金最高支付限额以上的医疗费问题而设立的一种社会医疗互助制度，由职工自愿参加，是一种自筹资金、自我服务、互助互济性质的会员合作制的医疗保障形式，以保障职工的大病医疗需求，是由各地方总工会系统自行举办的一种补充医疗保险，经办管理主体一般是各级工会组织及职工互助保险会。职工互助医疗保险的筹资渠道包括职工自愿为本人和家属缴纳互助医疗保险费、单位及上级主管部门给予的补助、工会的资助以及利息等。

1993 年，全国总工会成立中国职工保险互助会，专门协调组织管理全国各级工会的职工互助保险。互助保障作为社会互助的核心内容，在我国处于较低社会保障水平阶段中具有不可替代性，基本社会保障只能提供基本保障，无法满足城镇职工巨大的需求。为稳定社会和保护经济发展环境，社会保障体系应该是多层次的，对于社会保险和商业保险以外的其他保险形式，应加以鼓励和引导。

在保险待遇支付方面，职工互助医疗保险主要支付职工及家属在患大病、重病，享受国家基本医疗保险待遇后，个人负担医疗费用较高的部分。不同互助医疗保险项目的支付办法不同，各地实行多种多样的互助医疗保险。主要特点是以中短期医疗、疾病和意外伤害保障为主，低保费、低保障、责任简单，承保理赔条件比较宽松，产品设计和筹资向弱势群体倾斜，依托工会组织开展。几种医疗保障区别见表 3-8。

表 3-8　社会医疗保险、商业医疗保险和职工互助医疗保障的区别

	社会医疗保险	商业医疗保险	职工互助医疗保障
保障主体	以政府为主体，由政府的事业保险机构经办管理，属于政府行为	以企业为主体，依法按商业原则经营保险业务，由公民自愿投保	以工会为主体，依托工会的层级关系建立和运作，在自愿的前提下由所有在职职工向各自所属工会统一投保
保障目的	基本目的在于使劳动者的生活获得基本保障	以个人经济利益为基础，以维持个人健康、增进个人福利为目的	对城镇居民基本医疗保险的补充，不以营利为目的，是一种风险共担、互助合作的医疗保障
营利与否	以社会效益为主要目的	以追求利润最大化为目标	坚持社会效益与经济效益统一，不以营利为目的
保费的测算原则与费用的负担方式	由国家、企业、个人三方分担或全由政府负担，保费无须采取精算平衡方法。通常以被保险人收入的法定比例计算	保险费用由投保人负担，费用的高低与承担风险的大小成正比。采用精算平衡原理计算，实行等价交换，强调权利与义务的对等；采取分级制度，根据被保险人的年龄、健康状况、投保年限以及工作环境，分别制定保险费率的标准	职工负担，保费设计一般，参照一定的精算平衡原理，根据参保职工年龄、工作环境、医疗费用等分别制定不同级别的保费
交易费用	交易成本较低	交易成本要高于社会医疗保险的交易成本，会计成本和诉讼成本占了相当大比例	会计成本比商业医疗保险要低，诉讼成本也很低，但具有一定的道德风险，因此它具有比商业保险低，比社会医疗保险高的交易费用

（4）城乡居民大病保险

2012 年，我国开始试点城乡居民大病保险，目的是在基本医疗保障的基础上，对大病患者发生的高额医疗费用给予进一步保障的一项制度

性安排，可进一步放大保障效用，是基本医疗保障制度的拓展和延伸。大病保险的保障对象、保障范围、保费来源、保障水平都是由政府规定的，其中资金来源是从城镇居民医保基金、新农合基金中划出一定比例或额度作为大病保险资金。大病保险与基本医疗保险捆绑实施，具有强制性。大病保险是基本医疗保险在重特大疾病保障方面的一种延伸，一定意义上具有补充医疗保险的功能。

（5）商业健康保险

目前保险市场上的健康险涵盖疾病预防、医疗服务、生育保障、医药供给、失能护理和健康管理等多个领域，与基本医保形成了结构化互补，一定程度上满足了多层次、多样化的健康保障需求。重特大疾病治疗费用负担的百万医疗险已经超过 5000 万人；不受基本医保"三个目录"限制的重大疾病险有效保单超过 8000 万张，累计赔付近 50 万人次；防癌保险和特药保险为癌症患者提供了癌症治疗综合保障和靶向药用药服务；专门针对儿童罕见病和先天性心脏病保障的产品，为少年儿童健康成长提供了"保护伞"；医疗责任险和医疗意外保险在化解医患矛盾方面发挥了重要作用。

（6）相互保险、医疗互助与慈善救助

相互保险（互助保险）指具有同质风险保障需求的人，通过订立合同成为会员，缴纳保费形成互助基金，由基金对合同约定的事故所造成的损失进行赔付，或当被保险人死亡、伤残、疾病或者达到合同约定的期限条件时，进行保险金给付的保险活动。相互保险是最早的保险形式，也是当今世界保险市场上最主要的形式之一，主要组织形式有相互保险社、保险合作社、交互保险社和相互保险公司四种。2020 年 3 月 5 日，中共中央国务院《关于深化医疗保障制度改革的意见》提出"全面建成以基本医疗保险为主体，医疗救助为托底，补充医疗保险、商业健康保险、慈善捐赠、医疗互助共同发展的多层次医疗保障制度体系"。这里的医疗互助既包括网络互助，也包括通过政府、企业、个人和多方筹资的职工医疗互助、农村医疗互助等，特指在医疗费用层面的扶贫济困。农村的民间互助尤为明显，表现为一种由民众自发组织的基于人情的有一定约束性的互帮互助形式。

网络互助因与相互保险有着很大相似性，成为创业者和资本争相涌入的领域，2016 年网络互助平台如雨后春笋般蓬勃发展。网络互助是一种原始保险形态与互联网结合，利用互联网的信息撮合功能，会员之间通过承诺协议承担彼此的风险损失，为了避免个体负担过重，约定单次互助金不超过若干元，并规避了偿付能力问题。网络互助的主要模式是身体健康的人群加入成为会员，成员如发生约定情况的重大疾病或意外，其他成员按人头参与为其筹集约定金额的医疗费，实现"一人患病，众人均摊"。网络互助是一种创新的高效率保障方案，很大价值在于普惠与效率提升，无论是对经济发展还是社会民生而言，网络互助都是一种积极的创新手段和解决问题的良好形式，推动保险保障行业和医疗保障体系往更健康的方向发展。网络互助与传统商业保险相比的优势见表 3-9。

表 3-9　网络互助与传统商业保险相比的优势

门槛低	传统商业保险一般都划定上千元的年保费门槛，而网络互助一般仅需几元到几十元不等即可加入，大大降低了前期的加入压力，后期仅需保持一定的余额即可
成本低	传统保险需要大规模的人力直销和渠道分销，获客成本大都上千元，而网络互助获客成本 10 元左右即可，并且通过大数据、云计算、人工智能等技术手段，还可将精算、核保、客服、理赔和风控等成本大大降低
效率高	筛选简单，没有资料审核，仅凭诚信和 180 天等待期，即可参与互助，同时借助互联网技术赔付速度也远快于传统保险
公益性	与传统保险相比，网络互助不盈利，具有较强公益性，同时与众筹捐款相比，网络互助同样是在献爱心，同时自己还能获得他人的爱心和保障

慈善救助是国家制度性保障外的一种补充保障形式，它通过吸纳民间资源，为社会中遭遇灾难或不幸的人提供免费物质帮助，能有效弥补正规制度在覆盖面和保障内容上的不足，体现了社会对困难群体的医疗保障责任。从筹资来讲，捐助无强制性和确定性，多以项目为主，更关注效率、减少中间环节，实行直接救助，其内涵比较丰富，也更具有灵活性、机动性和多元化。

3.1.3 我国医疗保障制度建设面临的挑战

1. 基本医疗保障"不平衡"和"不充分"并存

我国以职工医保的建设为起点，按人群、按地区进行统筹，分步实现全民医保的路径，致使当前地域间、制度间、人群间的政策和基金状态存在差异，这可以总结为医疗保障的"不平衡"。

限于风险管控手段的局限，各层次医疗保障制度都聚焦于政策范围内医疗费用的分散，政策范围外费用缺乏有效的保障手段；限于筹资能力，医疗救助兜底有限；商业健康保险发育不足，无法满足高端人群需求，致使基本医疗保险和大额医疗补助（含大病保险）的支付责任需要向上、向下延伸，存在定位混乱的问题；基本医疗保险支付压力大，但为了可持续运行不得不囿于"保基本"的制度定位，城乡居民基本医疗保险保障水平低。多层次医疗保障在保障水平上呈现"不充分"。

2. 基本医疗保险筹资和待遇机制有待优化

筹资和待遇在城乡之间、区域之间、群体之间、医疗服务项目之间不平衡，医疗费用支出与健康获得之间不平衡，医疗保障待遇尚未满足人民群众不断增加的健康需求。根据人口户籍和就业状态分步实现全民医保的扩张方式，造成地域间、制度间、人群间制度和基金状态的差异，职工医保与居民医保之间存在一定程度的筹资和待遇倒挂问题。这些差异所带来的影响正逐步影响着地区经济和人才竞争水平。限于历史原因和分灶吃饭的财政体制，政策调整权限过低，地区间制度差异逐步拉大。制度内在待遇结构不均衡，保障高度集中于住院补偿，门诊补偿缺失，个人账户对慢性病患者保障能力不足，难以适应未来以初级卫生保健和慢性病管理为主的服务需求。多数地区的城乡居民医保尚未形成内生的筹资和财政补贴自动调整机制，个人账户没有体现社会保险的互助共济属性，区域间政策协调机制和医保基金风险调整机制尚未建立。

3. 基本医疗保险战略购买能力有待提升

供方支付方式是医疗保险发挥战略购买功能的一个工具，借此撬动对医疗机构的激励，从而实现影响医疗行为、提升被保险人收获感的良性效果。目前，支付方式改革已经在全国各地展开，按人头付费、按病种付费以及总额预算等复合型支付方式获得广泛试点，在"三医联动"的背景下，支付方式改革在药品领域的作用仍然处于探索之中。客观来讲，仅将支付方式改革作为医保战略性购买的唯一动力源，不会带来整个医疗系统的有效改善。

3.1.4　我国医疗保障制度体系的构建与完善

1. 优化各项保障制度之间的衔接

以中国特色的医疗保障制度建设为契机，医保管理部门进一步明确和理顺多层次医疗保障体系制度之间的责任边界，落实部门责任，加强沟通协调、数据信息共享和政策协同工作。

增进健康扶贫与医疗保障制度的互通。健康扶贫涉及医疗服务的供给侧与需求侧。供给侧的优化需要医疗卫生服务体系的改革与完善，而需求侧则依赖医疗保障体系的全覆盖和精准保障。从长期来看，健康扶贫的长效推进一方面要求完善现有的基本医疗保险和大病保险制度，科学界定补偿范围和医保目录，保证病有所医、医有所保，预防因病致贫；另一方面要求强化医疗救助的兜底能力，建立稳定的医疗救助筹资增长机制，设立区别于保险制度的补偿机制，并与家庭实际医疗支出核查相结合，实现精准救助。

医疗互助，完善医疗互助系统管理平台的信息化水平，加快医疗互助系统与医保系统、保险系统对接，缩短医疗报销程序；对医疗互助活动中易产生的部分风险金和启动资金加大投入；加快立法，规范互助组织机构的监督管理，中国保险监督管理委员会出台网络互助平台清理整顿和调整的规范文件，设定网络互助的行业标准、准入门槛、经营规则、消费者权益保护和退出机制。

慈善救助，慈善救助与政府救助提供内容的"边界"是不断变化的。当基本医疗保障制度补偿水平很高时，慈善救助定位应与其"错位"，在基本医保不能覆盖的范围发挥替代型作用；若基本医疗保障水平不高时，慈善救助定位应与其"重叠"，合力发挥作用。社会慈善对基本医保的补充作用应实现动态补位原则，使慈善救助内容补充的层次和内容随着国家和地区基本保障程度提高而灵活调整；补缺国家政府救助的覆盖"盲区"，充分体现政府救助为主体、社会慈善为补充，功能互补的有效的衔接模式。

商业健康险，通过市场机制解决基本保障之上的差异化保障需求。在推动健康中国战略发展上应不断创新和拓展服务领域，让产品从简单支付向提供服务升级，通过引入激励机制，实现被保险人有效的健康管理；修改完善税优健康险业务相关制度，研究扩大税优健康险产品范围，鼓励保险公司开发与癌症筛查、诊断和治疗相关的产品。其次，在促进健康产业发展上，支持保险机构投资参与社会办医、医养结合、护理服务等领域，形成多元的投融资机制和合理的服务竞争机制；鼓励将医疗新技术、新药品、新医疗器械应用纳入保障范围，支持健康产业创新；考虑将康复辅助器具配置费用纳入保障，支持康复辅具产业发展；支持"医药、医保"适度融合。

2. 完善基本医疗保险筹资和待遇机制

界定基本医疗保险的边界，有效圈定基本医疗保险的保障范围，确定医保基金与健康需求之间的平衡机制，在此基础上划定补充医疗保险、商业健康保险和医疗救助的保障范围。在明确基本医疗保险与其他各种形式补充医疗保险的责任边界之后，医疗保险体系的制度内涵将更加清晰，也更便于引导舆论和公众行为，推进医疗保险体系的健康发展。

完善筹资分担和调整机制。非就业人群参加城乡居民医保，缴费与经济社会发展水平和居民人均可支配收入挂钩，同时优化个人缴费和政府补助结构，即可建立成熟稳定的筹资增加机制。对于职工医保而言，个人和单位缴费与收入相关，因而存在自动增长的机制，但其筹资危机在于退休职工不缴费，随着抚养比变化会面临长期的基金支付风险。研究应对老龄化医疗负担的多渠道筹资政策显得十分紧迫，事实上可在财政补贴、提高在职人员缴费、退休职工适度缴费等途径做出权衡。此外，强化医疗救助必然要求加大财政投入和扩大筹资渠道。

健全医疗保障待遇清单制度。除政府决策权限、科学界定基本制度外，划定法定医疗保险的保障范围，确立"公平适度"的边界，即确立基本支付范围和标准，是待遇清单制度的核心。支付范围包含药品、耗材目录，预防、治疗、康复、安宁疗护等医疗卫生服务项目等。就支付标准而言，国内并无统一的对适度的认识。在社会医疗保险中共付的主要作用是防范道德风险，减少过度利用医疗服务（过度保障的结果），并非为了增加筹资。在筹资水平既定的情况下，需要对医疗保障制度的三个核心维度进行平衡和取舍，即覆盖人群、支付范围、补偿水平。从实现卫生服务利用公平的角度来看，提高补偿水平、降低共付的优先级应大于扩大保障范围。

3. 提升医保战略性购买能力

推进支付方式改革，健全医保经办机构与医疗机构的协商谈判机制。支付方式转变的内涵是从以医疗服务数量为基础转变到以"价值"为导向——"价值"可以是医疗服务质量，也可以是人群健康水平，还可以包括患者满意度。医疗保障制度支持家庭医生签约服务，通过合理的"结余留用"激励机制让医联（共）体除了关注疾病治疗，还积极主动提供疾病预防、健康管理等服务，从而改善人群健康，减少不需要的医疗服务。为全体国民提供全方位全周期健康服务，实现以疾病治疗为中心转为以健康为中心，既需要建立以人为本的整合型医疗卫生服务体系，又需要构建与供给体系相对应的筹资、支付和激励机制。医保与医疗机构的协商谈判机制尤为重要，是改变双方博弈关系、实现医保医疗协同发展的重要举措。

在现行的复合型支付方式改革的基础上，增加对治疗效果的测量和激励，从部分有治愈效果的疾病入手，试行按疗效付费，为实现价值医保做准备。同时注重医保支付激励对资源配置的引导作用，促进不同层级医疗机构的分工协作，鼓励医疗服务系统逐步转变为全科医学服务和专科医学服务相互竞争、相互协作的现代化体制。将医保对药品的战略购买从部分药品扩展至所有医保药品，同时在药品支付价格形成机制方面，逐步实现市场机制和政府机制的有机结合。国家和地方各层级医疗保障局的成立，将有利于扩大医疗保险在医疗服务系统中的谈判力量，支付方式改革可以作为杠杆支点，带动医保机构更加积极、主动地参与到医疗体系更广泛的治理中。

（顾雪非、李婷婷、张美丽、刘小青）

3.2　医保个人账户的价值改革

医保个人账户制度指医疗保险机构为参加基本医疗保险的个人设立的，用于记录本人医疗保险筹资和偿付本人医疗费用的专用基金账户。医保个人账户制度的建立促进了我国医疗保险制度的发展。但是随着医疗保障制度的发展，医保个人账户逐渐不适应新时代的医疗保障需求，如个人账户基金闲置规模较大，膨胀基金带来的福利损失也较大；老年职工以及身体状况不好的参保人门诊费用负担较大，个人账户结余不足，年轻人个人账户资金较多。医保个人账户面临统筹拓展、提升效益、增加共济能力的价值性改革。本节从我国医保个人账户产生的背景与作用、医保个人账户运行存在的问题以及价值性改革三个方面阐述。

3.2.1　医保个人账户产生背景与作用

1. 医保个人账户产生背景

医保个人账户最早起源于新加坡，逐步发展为健保双全、贫困救助不同的两种制度。此后，中国、美国等国家先后借鉴并引进。20 世纪 90 年代，我国医疗保险开始从公费医疗和劳保医疗向职工医保转型。公费医疗、劳保医疗制度存在三大弊端与当时社会发展水平不相适应，一是没有分担机制，单位和个人没有约束，大包大揽福利性质造成医疗资源浪费，医疗费用增速加快；二是筹资机制单一，企业负担较重；三是职工待遇依靠企业效益，困难企业无力承担职工的报销费用，职工待遇不均，社会矛盾突出。为了调动个人及用人单位的参保和缴费积极性，期望建立一个权利与义务相统一，并且与当前社会发展水平相适应的医疗保险制度，1998 年国家下发《国务院关于建立城镇职工基本医疗保险制度的决定》提出建立医保个人账户。此决定明确了个人账户的支付范围，包括定点医疗机构发生的门诊费用，定点零售药店的购药支出，定点医院住院、门诊特定项目基本医疗费用中统筹基金起付标准以下的费用，超过起付标准以上应由个人负担的费用。

通过强制个人和部分单位缴费的方式，资金进入个人账户，形成了医疗消费储蓄基金。由于资金可以转结和继承，极大激励了职工参保意识，从患者层面约束过度医疗消费。个人账户的建立完成了与社会主义市场经济体制相适应的社会保障体系顺利过渡。

2. 医保个人账户作用

医保个人账户主要有四大作用。一是支付功能。支付功能主要表现在医保个人账户像一个特定的账户，用来支付特定医疗费用，比如医疗机构发生的门诊费用，定点零售药店的药品费用，定点医院住院、门诊特定项目基本医疗费用中统筹基金起付线以下的费用，超过起付线以上由个人负担的费用。二是约束作用。由于医保个人账户的资金个人可以自由支配，这种个人的"所有感"，有利于参保患者形成医疗费用的节约意识，有效避免不合理的开销。通过提高个人责任感，起到一定的约束作用。三是储蓄功能。医保个人账户的积累其实是一种强制性储蓄行为，参保人员按月像储蓄存款一样固定储蓄，不断累积，用个人账户里的资金来支付和应对未来生病时或者年老时医疗费用花费较高时的风险。四是缓解医保基金压力。个人账户的结余资金可以支付医疗费用，如统筹基金起付线以下的费用、超过起付线以上由个人负担的费用。因此，个人账户结余可以缓解医保基金的支付压力，能够起到一定的缓冲作用，成为医保基金一道坚实有效的"防火墙"。

医保个人账户帮助劳保医疗和公费医疗顺利过渡到职工医保，并且平稳运行了二十多年，让个人参保缴费的意识逐步建立并接受，最初无节制的医疗消费现象也得到了有效控制，同时有效减轻了财政和企业负担。虽然目前医疗费用还是继续增长，但原因是由于经济自然增长、新技术发展、人民群众对健康的需求可及性提高、疾病谱以及老龄化的变化引起的，与既往因参保患者方浪费引发的医疗费用增长有较大不同。

根据统计，职工医保参保人数持续多年增加，城镇职工医疗保险基金运行平稳，收支平衡，略有结余。截至 2020 年年底，全口径基本医疗保险参保人数达 136100 万人，参保覆盖面稳定在 95% 以上。其中参加职工基本医疗保险人数 34423 万人，比上年同期增加 1498 万人，增幅 4.6%；在参加职工基本医疗保险人数中，在职职工 25398 万人，退休职工 9025 万人，分别比上年末增加 1174 万人和 324 万人。医保个人账户累计结存 9926.95 亿元，如表 3-10 所示。

表 3-10　2010—2020 年医疗保险基金个人账户累计一览表　　单位：亿元

年份	总收入	总支出	职工医保统筹结余	个人账户累计结余
2020	24638（含生育）	20949（含生育）	15396.56	9926.95
2019	24421（含生育）	20854（含生育）	（未公布）	8426
2018	21384	17822	11783	7284
2017	17932	14422	9699	6152
2016	13084	10767	7772	5200
2015	11193	9312	6568	4429
2014	9687	8134	5537	3913
2013	8248	6801	4807	3323
2012	6939	5544	4187	2697
2011	5539	4431	4015	2165
2010	4309	3538	3313	1734

数据来源：人力资源与社会保障部历年社会保障事业发展统计公报，2018 年、2019 年、2020 年全国医疗保障事业发展统计公报。

3. 医保个人账户规范化管理

医保个人账户不断规范成为医疗保险制度的一个重要特征。2002 年原劳动和社会保障部印发了《关于加强城镇职工基本医疗保险个人账户管理的通知》，标志着医保个人账户的管理规范落地，强调要统一思想，提高对个人账户的管理重要性的认识，要把个人账户纳入监督管理范围。同时做了以下四点明确：一是在管理形式上，尽快实现当地经办机构统对个人账户管理。二是在资金支出和使用方向上，个人账户基金属于财政专户管理，只能用于在定点医疗机构或定点零售药店发生的，符合基本医疗保险药品目录、诊疗项目范围、医疗服务设施标准所规定项目范围内的医药费用，禁止用于医疗保障以外的其他消费支出。个人账户原则上不得提取现金。三是在基础服务上，提出加大和规范定点零售药店、定点医疗机构的服务行为。如有向参保职工提供医疗保障以外产品或服务，按有关规定和定点协议进行处理，情节严重的要取消其定点资格。四是要准确掌握个人账户各项主要指标的动态变化情况，如个人账户基金的收入、支出、结余和费用支出等。

医保个人账户从建立到规范，为医疗保险基金的安全使用，为参保患者医疗费用风险起到了缓冲和分担的作用。

3.2.2　医保个人账户运行存在的问题

在政府的主导下，我国的社会医疗保险制度发挥了公共产品的作用。虽然医保个人账户在改革转型期发挥了平滑过渡的重要作用，但是个人账户在制度实践中更多地显露出各种弊端，与新时代医疗保障制度发展不相匹配。在现有医疗保险制度的框架下如何拓宽医保个人账户资金的使用，充分发挥其价值性是当前面临的问题。

1. 积累总量多，人均不平衡，共济能力不足

（1）总量积累多

从表 3-11 可以看到，我国个人账户资金逐年增加，从 2010 年的 1734 亿元到 2019 年的 8426 亿元，2020 年继续增加至 9926.95 亿元。回看历年数据，从 2010 年开始，个人账户累计结余比例占总累计结余 52.3%，逐步攀升，基本保持在 60% 以上。以 2018 年为例（2019—2020 年统计中增加了生育险，暂不做分析），当年的收入为 21384 亿元，总支出为 17822 亿元，职工统筹结余 11783 亿元，个人账户累计结余 7284 亿元，占到总累计结余的 61.8%。

（2）人均不均衡

1）绝对数额与大病费用分担不均衡：个人账户积累绝对额大，高达 8000 多亿元，但人均不高，积累额对分散大病费用而言杯水车薪，同时也无法有效应对老龄化。

2）个人账户分布不均衡：个人账户积累主要集中于富裕地区、年轻和健康人口、高收入人口，而真正需要的人群，如老年患者、边缘地区人群、低收入群体、健康情况不佳的人群未得到保障，地区性、公平性也较差。

（3）共济能力不足

虽然我国统筹基金收支平衡较好，但是参保人的个体身体健康情况差异较大，尤其老年职工门诊费用负担较大，有些参保人个人账户资金较多，老年职工则存在不够用的窘境。经济欠发达地区人口、老年群体、慢性病患者等人群个人账户资金无法满足医药开支，利用个人账户抵御疾病风险的能力有限。在价值为导向的战略性医保支付的改革要求下，要求互助共济的统筹基金占比更高，更加强调医保基金的有效利用，与个人账户目前的现状存在一定冲突。

2. 个人账户约束作用不明显，积累和节约意识未能显现

我国医疗保障系统主要保大病、保住院，对门诊的保障能力不足。基于这种报销政策，参保患者尤其是老年职工患者或者个人账户金额不足的患者，生病时会存在强烈的住院动机，希望通过住院能享受更多的报销比例。对于医疗机构来说，医生会考虑患者的经济承受能力，尽量满足患者的要求。小病大治和过度住院，个人账户对医患双方失去了约束力，不但加重了医保基金压力，更降低了基金的价值性。同时，个人账户所有权归己的方式引导患者参保缴费，可能会不利于形成人人为我、我为人人的保险观念。

2017年全国职工医保参保人每百人住院人次达到18.4，其中在职职工9.8，退休职工42.4，而门诊统筹支付待遇较好的地域，如北京、上海（门诊统筹支出占统筹基金支出比重划分为66%和45.7%），参保人每百人住院人次仅有8.6（在职4.3、退休28.2）和15.2（在职7.4、退休31），大大低于全国平均水平。这说明门诊统筹支付较差的地域存在显著的过度住院现象，意味着统筹基金的极大浪费。

3. 使用范围窄，效率和激励作用未能充分发挥

目前全国各地医保政策比较突出的问题是门诊保障较为弱化，个人账户难以应用于门诊各类支付方式。尤其现在越来越多的医疗机构提供多样化的门诊服务，住院服务逐步前移至门诊服务，如日间手术等，这些都造成了门诊费用日益增高。未来医疗卫生逐步向慢性病管理和全生命周期的"大健康"过渡，这些发展趋势都对个人账户的价值型使用造成一定的改革压力。

4. 福利损失

根据测算，个人账户资金平均年利率约为 3%，未达到新加坡 4% 的水平，这个收益率在有些年份跑不赢通胀率，基金贬值严重，账户规模越大，福利损失也越大。由于个人账户的本金和利息归个人所有，造成个人福利损失。

5. 不适应价值型购买的医疗保障新体制

个人账户强制储蓄且账户金额自留的方式与医疗保险发展所需要的风险共济之间存在矛盾，其实违背了医疗保险的基本原则，不适应当前的医疗保障发展。由于职工的医保缴费率偏高，居民缴费较低，两种基金水平差异性成为职工医保和居民医保进一步整合的最大障碍，弱化了统筹基金的保障能力。最后，在目前经济情况下行、国际贸易环境恶化等一系列的宏观环境下，政府在帮助企业降税、减费、控制成本的过程中，个人账户是当前职工医保缴费率偏高的主要原因。个人账户的保障能力不足，甚至不能匹配价值型购买的医疗保障的改革步伐。

3.2.3　价值背景下医保个人账户改革方案

1. 各地改革经验

（1）增强共济能力，提高个人账户覆盖范围

从 2020 年开始，山东省积极改革个人账户使用范围，增强支付功能。一是个人账户可以为近亲属（配偶、子女、本人的父母、配偶的父母，下同）参加居民基本医疗保险、长期护理保险的个人缴费。二是支付近亲属住院期间个人负担费用。省直参保职工近亲属在省直医保协议定点医院住院的，可通过安装在省直医保协议定点医院住院结算收费窗口的个人账户刷卡专用 POS 机具，直接刷卡支付其近亲属个人负担医疗费用。

省直参保职工近亲属在非省直医保协议定点医院住院的，可由职工本人提出申请，通过银行支取、转账方式支付其近亲属住院期间个人负担费用。三是支付本人及近亲属健康检查费用。省直联网结算医疗机构或省直协议定点的专业健康查体机构配置必要的省直社保卡刷卡机具。省直参保职工可用个人账户金直接刷卡支付本人及其近亲属健康检查费用。四是在定点零售药店购买药品。按照目前省直协议定点零售药店刷卡程序，由本人或近亲属直接刷卡支付。对于非本人持卡购药金额较大（500元及以上）的，定点零售药店应进行记录备案。

金华市为方便参保人员，开展同城同待遇，跨统筹区医保个人账户家庭共济的模式，在金华市区参保的人员，其医保历年个人账户结余资金可以与家人共享。参保人员个人账户历年结余资金可以共济授权给参保市区基本医疗保险的一个或多个近亲属（配偶、子女、本人父母）使用，通过完善信息系统，突破了参保地的限制，在市域范围内符合条件的参保人均可进行医保个人账户家庭共济。

（2）延伸支付范围，提升账户资金使用效率

拓宽医保个人账户使用范围，提高医保个人账户资金使用效率，有利于进一步减轻职工的自费医疗负担。南京市扩大后的职工医保个人账户资金可应用于由个人承担的家庭医生签约服务费；在定点零售药店购买部分"高血压、糖尿病"常用医疗器械、防疫用医疗器械及消毒产品；在定点医疗机构发送的符合国家医保药品分类与代码管理的非免疫规划疫苗费用等。苏州市参保人员在定点医疗机构发生准字号药品、医疗器械（耗材）和诊疗项目医疗费用，按医疗保险规定结付后，其个人账户往年结余金额超过6000元且上述医疗费用中有自费费用的，自费部分直接自动从个人账户往年结余金额6000元以上部分中支付。

（3）拓展账户属性，丰富账户使用价值

为缓解个人账户累积结余过多的问题，在广东、江苏、浙江等先行改革的地区，为扩大个人账户支付范围、"活化"个人账户历年结余，允许使用个人账户购买商业健康险，这种方式也成为多省改革个人账户的新途径。上海市职工基本医疗保险参保人员，可为本人购买经银保监

会批准、市政府同意的商业健康保险专属产品，同时也可以用个人账户资金为本人或其参加本市基本医疗保险的父母、配偶、子女购买"沪惠保"。南京市规定职工医保个人账户资金累计结余超过 4000 元以上的，可用于为在南京参加基本医疗保险的配偶、父母、子女购买政府引导支持的商业补充医疗保险。乌鲁木齐市参保职工可以使用个人账户支付本人和家庭成员长期护理险，同时可支付家庭共济成员城乡居民基本医疗保险费用。

2. 国际经验

（1）新加坡个人账户改革发展的经验

1）健康储蓄账户计划：免费医疗模式向个人健康储蓄模式转变。1984 年之前，新加坡的医疗保障制度主要是承袭英国殖民地时期的旧制——基本免费医院护理和有补贴的诊所服务。在高额医疗支出的压力下，新加坡不得不调整了国家的医疗保险制度。1983 年 2 月，新加坡卫生部发布《国家健康计划蓝皮书》（The National Health Plan—A Blue Paper），建立强制性保健储蓄计划。雇主和雇员共同缴费，缴费全部计入个人账户。新加坡的个人储蓄账户是以年龄段来进行分层，年龄越大、患病风险越高则个人账户存入资金比例越高，反之则越低。个人账户可用于支付本人及家庭成员的住院和部分昂贵的门诊检查治疗项目的费用，保健储蓄账户可以作为遗产由家属继承且免交遗产税。这种账户的累积可以实现个人财富的纵向平衡，通过年轻时的投保来为以后年老的保障做准备。这在一定程度上实现了健康与疾病、年轻与年老诸种动态因素之间的平衡。

2）健保双全：横向互助共济弥补个人账户纵向调节的不足。由于保健储蓄账户的局限性，参保人在遭遇大病风险时往往依然没有足够的资金来支付巨额的医疗费用。1990 年 7 月以及 1994 年新加坡政府连续推出一种自愿退出的增值健保双全计划。健保双全计划的保费可以从参保人或其亲属的保健储蓄账户中扣除，注重社会互济和社会群体之间的平衡，实现了政府、企业和个人之间费用的合理分担。新加坡个人健康储蓄账户模式是以个人账户为主的基本医疗保险模式，无法有效化解人民疾病尤其是大病风险，因此新加坡以健保双全、医疗救助等相关政策进行弥补并有效化解大病风险的现实问题。

（2）美国健康储蓄账户经验

美国民众可以自愿选择参加健康储蓄账户，健康储蓄计划目的是鼓励民众选择合适的医疗服务，提高控费意识，减少医疗费用支出，进而积储蓄资金（主要为老年医疗费用），而这一目的也取得了不错的效果。

1）鼓励参保人将个人账户内的资金用于健康积累：健康储蓄账户可以支付家庭成员的医疗服务费用，还可以支付像减肥、健身健康咨询等与健康相关的预防性支出。这样让全体家庭成员享受到有限的累积资金，以及有效引导参保人员以健康的方式生活，并且提高他们的预防保健意识，直接效果就是自主控制了医疗费用的支出。

2）增值个人账户：这里的"增值"包括个人账户资金保值或者增值。美国的个人账户的资产增值具有值得借鉴的意义。由于健康储蓄账户完全属于个人或者家庭，里面的资金能够给个人或家庭带来一定的税收优惠以及投资优惠，因此参保人员往往会努力避免不必要的医疗，寻求性价比较高的医疗服务医院以及药店，使资金能够长期保留甚至增值，还能促进参保人员进行金融理财，吸引更多参保人积累资金。

针对国际经验，我国需要提高个人账户的投资收益率，在统账结合模式下需要不断增加统筹基金的保障能力。不过，各国引入个人账户的体制基础和引入目的不同，还需要分析改革背景，避免盲目引用国际经验。

3. 医保个人账户的价值医疗改革

近年来，全国各地在对医保个人账户的改革与实践，为国家医疗保障局出台个人账户的改革提供了思路。2020年2月《关于深化医疗保障制度改革的意见》对个人账户改革指明了方向："逐步将门诊医疗费用纳入基本医疗保险统筹基金支付范围，改革职工基本医保个人账户，建立健全门诊共济保障机制。"8月26日，国家医疗保障局就《关于建立健全职工基本医疗保险门诊共济保障机制的指导意见（征求意见稿）》公开征求意见。征求意见稿提出要增强门诊共济保障功能、改进个人账户计入办法、规范个人账户使用范围。2021年4月21日，国务院办公厅发布《关于建立健全职工基本医疗保险门诊共济保障机制的指导意见》，2021 年 9 月 23 日个人账户改革正式纳入"十四五"医疗保障规划中，要求健全职工基本医疗保险门诊共济保障机制，改革职工基本医疗保险个人账户。医保个人账户价值性改革主要有四大方向。

（1）方向一：门诊可至少报销 50%，退休人员可适当提高报销比例。

建立完善普通门诊医疗费用统筹保障机制，从高血压、糖尿病等群众负担较重的门诊慢性病入手，逐步将多发病、常见病的普通门诊医疗费纳入统筹基金支付范围。普通门诊统筹覆盖全体职工医保参保人员，支付比例从 50% 起步，随着基金承受能力增强逐步提高保障水平，待遇支付可适当向退休人员倾斜。针对门诊医疗服务特点，科学测算起付标准和最高支付限额，并做好与住院支付政策的衔接。

该项改革主要针对目前我国医疗保障制度"板块式"的医保模式，即住院报销比例高、门诊保障相对薄弱的现状。调整政策，从既往保大病、保住院转向保小病、保慢病、保门诊，逐步补齐门诊保障不足的短板，平衡门诊和住院的医疗保障。同时关注退休职工特定的医疗保障需求，报销比例向退休职工倾斜，保障老年患者个人账户不能出现入不敷出、负担过重的情况。在各地建立的一些门诊保障制度如重病、大病、特病、慢病等门诊统筹，这种分类病种的门诊统筹保障范围有限，对特定病种外的参保者缺乏保障，而针对费用的门诊统筹缺乏地区的普遍性和公平性。该征求意见稿也充分考虑这类情况，对特定病种之外的参保患者提供了保障。

个人账户的积累并不足以应对老龄化社会带来的慢病风险。全国各省份职工医保个人账户累计结余情况很不均衡。《中国劳动统计年鉴 2018》显示，2017 年北京市职工医保个人账户累计结余为 1 亿元，上海市为 780 亿元；在个人账户人均累计结余方面，全国平均为 2029 元，因北京市实行开放账户管理模式，人均累计结余仅为 6.4 元。以糖尿病为例，在现行管理模式下，我国糖尿病的直接花费每年约为 6210 亿元人民币，按患病率计算，我国约有 1 亿名糖尿病患者，即人均费用 6210 元。照此计算，目前人均 2029 元的职工医保个人账户积累是远远不够的。建立门诊共济保障机制、社区医疗和慢性病临床管理的制度安排，可大大降低参保人的慢病风险和提高医疗保障水平。

（2）方向二：减少个人账户的计入，专项加强门诊保障。

科学合理确定个人账户计入办法和计入水平，在职职工个人账户由个人缴纳的基本医疗保险费计入，计入标准原则上控制在本人参保缴费基数的2%以内，单位缴纳的基本医疗保险费全部计入统筹基金；退休人员个人账户原则上由统筹基金按定额划入，划入额度按所在地区改革当时基本养老金的2%左右测算，今后年度不再调整。调整统账结构后减少划入个人账户的基金主要用于支撑健全门诊共济保障，提高门诊待遇。

这项改革是指在不增加单位和个人的缴费的情况下，将单位缴费划入个人账户的那部分资金用于门诊基金保障，通过调整个人账户的资金结构，增加了门诊统筹基金，提高了门诊的保障能力。此改革并非废止了个人账户，个人账户仍然保留，对于已经积累的资金仍保留，参保患者仍然可以正常使用，只是调整了计入办法。新划入个人账户的钱将减少，但是提高了账户资金的共济水平和共济能力，是一种待遇置换。

（3）方向三：规范个人账户使用范围，实现家庭共济。

个人账户主要用于支付参保职工在定点医疗机构或定点零售药店发生的政策范围内自付费用。可以用于支付职工本人及其配偶、父母、子女在医保定点医疗机构就医时由个人负担的医疗费用，以及在定点零售药店购买药品、医用耗材时由个人负担的费用。探索个人账户用于配偶、父母、子女参加城乡居民基本医疗保险等的个人缴费。个人账户不得用于公共卫生费用、体育健身或养生保健消费等不属于基本医疗保险保障范围的其他支出。该项改革是对原有个人账户使用的突破，配偶、父母、子女参加城乡居民基本医疗保险等的个人缴费，将来也可以走职工个人账户支付。这是首次将居民基本医疗保险与职工医疗保险的跨轨融合，是两种基金互济的首次探索。个人账户变成家庭账户，可以给配偶、父母、子女使用，实现了家庭共济。同时继续强调了个人账户的规范使用，个人账户在改革与突破的同时，依旧要坚守合理合规使用账户基金。本次改革继续规范个人账户的使用范围，不得突破基本医疗保险保障的功能范围，确保个人账户的基金高效使用。

（4）方向四：个人账户使用走向慢病管理，加快健康促进步伐。

对基层医疗服务可按人头付费，积极探索将按人头付费与慢性病管理相结合；对日间手术及符合条件的门诊特殊病种，推行按病种和按疾病诊断相关分组付费；对不宜打包付费的门诊费用，可按项目付费。加快制定医保药品支付标准，引导医疗机构和患者主动使用疗效确切、价格合理的药品。

这项改革针对现有门诊保障能力较弱的情况而提出。参保人完成操作治疗或小的门诊手术后选择住院报销，造成住院率居高不下，医疗资源过度利用。改革在加强了门诊日间治疗保障的基础上，同时推动基层医疗机构按人头付费，激励基层医师开展对辖区内的参保患者进行健康管理、慢病管理。希望通过提高门诊保障水平，特别是基层门诊保障水平，助推分级诊疗改革进一步延伸。同样，这也是我国从基本医疗保障逐步走向健康管理的首次实践，为《"健康中国2030"规划纲要》提出实现全人群、全生命周期的慢性病健康管理助力，也为深化医改、实现"保基本、强基层、促健康"提供抓手。

4. 个人账户的价值展望

我国一直致力于通过多种渠道解决困难群众医疗保障问题，通过健全"保基本、全覆盖、守底线"的基本医疗保障体系，在立足经济社会发展水平和医保基金承受能力的基础上，统筹发挥基本医疗保险、大病保险和城乡医疗救助三重保障，减轻参保患者医疗费用负担。个人账户的改革有利于补齐门诊保障短板，让住院和门诊保障水平将更加均衡，让群众获得感持续增强。

医保个人账户的改革不是一蹴而就，同样需要各统筹区根据实际情况形成地方性的具有实际操作意义的细则，妥善处理好改革前后的政策衔接，确保参保人员待遇平稳过渡，尤其要根据当地老龄化程度以及道德风险可能引发的基金支出加快和过度医疗问题，需要引入风险控制和精算机制，确保基金可持续发展。虽然地方改革的进度有快有慢，但是方向需高度一致，即减少个人账户沉淀资金、提高门诊保障力度、优化基金使用效率。社会医疗保险的实质是互助共济，在价值为导向的医保政策调整下，对个人账户改革做好宣传工作，对待遇置换的方式方法宣传到位。全社会能形成一个"我为人人，人人为我""健康人群帮助疾患者群""年轻人群帮助老年人群""当下帮助未来老年"的互助共济良性机制的意义更为深远。

（张南、葛龙、王月）

3.3 医保经办服务价值型创新改革

制度设计与经办管理是医疗保障的"两条腿"。制度设计的优点需要通过经办管理体现出来，高效的经办管理和公共服务水平可以最大程度发挥医保制度的优越性，可以将制度优势转化为治理效能。我国基本医疗保险经办机构正逐步从被动费用支付者向战略性购买者和监管者转变。经办服务内容日益复杂，服务量快速增加，现有经办资源配置和使用不断优化，核心经办服务能力不断巩固和提高。医保经办价值型创新服务改革是医疗保障在提高服务能力上的必然要求，也是新时期加大医保、医疗、医药改革协同性实现价值医疗的必然要求。本节从各地医保经办工作亮点介绍医保经办服务价值型创新改革。

3.3.1 健全机制、多点突破的医保协议管理价值型创新

2016 年以来，国务院不断深入推进 "放管服"改革，优化医保管理服务、落实部门监管责任，随着我国医疗卫生事业的不断发展和社会医保工作的逐渐推进，医保协议管理在基本医疗保险制度中愈发重要。因此，加强医保协议的管理工作，对于改进医疗服务质量、促进医疗保险制度健康运行有重要的作用。各地在医保协议管理方面有所创新，具体以下面几个案例来描述。

1. 准入与退出机制，实现动态管理

成都市在医保协议管理方面按照"简化程序、宽进严管"的工作思路，全面取消定点医药机构资格行政审查，通过健全管理制度、优化经办规程、量化管理指标、实施多方评估等方式，快速实现定点医药机构的资格审查向协议管理无缝对接。首先设置专业化的评估量化指标，放宽准入门槛。制定了涵盖基础管理、服务能力、信息建设三类 25 项指标 100 分值的现场评估量表，评分在 60 分（含）以上的医药机构均可纳入协商签约范围。同时建立多方参与的评估团队，组织医保管理、信息技术、医疗质控等多方专家，并邀请人大代表、政协委员、参保人员等社会监督代表，共同开展评估。

成都市搭建规范的协议文本构架，实现动态管理，遴选管理指标，将行政监管内容全面融入协议文本，形成"3+1+N"协议文本构架（3 类医药机构，1 个主协议，N 个补充协议），实现动态更新，并且探索多方参与，推进共治共管。市医疗保障局联合市纪委监委、公安、检察院、法院、卫生健康、市场监管等 11 个部门，建立打击欺诈骗保联席会议制度。

在奖惩方面，实行量化违规责任，实行层级和梯度管理，采取定性定量划分违约行为，分级分型制定违约责任，规范协议处理程序、控制自由裁量权，来减低医保协议管理风险，对违约责任由轻到重明确为约谈、限期整改、暂停支付、拒付费用、支付违约金、中止协议、解除协议七个层级。同时，将中止协议量化为中止协议 1 个月、2 个月、4 个月、6 个月四个梯度进行管理，提升管理的科学性与公平性。成都市建立医保医师基础信息库，制定医保医师服务准则，根据违约情形实现违约记分，根据违规情形和记分情况，定点医疗机构对违规违约的医保医师给予约谈、责令整改等处理，加强了对医保医师医疗服务行为监管，完善了医师惩罚与退出机制。建立定点医药机构退出管理机制，严控履约行为。将国家医疗保障局规定的 13 种解除协议情形全部纳入管理，并将解除协议的情形增加至 53 种，设置 53 条"红线"，加强控制医疗机构履约协议的行为，提升医保协议管理能力。

2. 改革协议签订模式，提升管理效率

厦门市在医保协议管理方面的创新以网签为主，基于区块链联盟存证和具备可靠电子签章的电子存鉴平台，厦门市打通了医保内网与平台连接，实现身份认证、线上合同配置签署、有效数字签名、区块链安全存证等全流程的协议署存证查阅，确保过程可公证、事后可鉴定、在线可出证，这种模式极大地提升了协议签订的安全性和公平性。网签协议强化了事前监管，医保服务协议电子签约首先需要通过个人实名认证，再升级定点医药机构实体认证，线上完成信息安全级别的身份认证并与医保系统中的信息匹配，确保电子协议签署对象的真实性，及时筛查定点机构信息申报系统中未及时办理信息变更的机构协助医保监管。网签协议加强了风险管控，认证通过后生成第三方 CA 签发的电子签章产品，记录了完整的用户身份认证、签章生成、协议签署过程。签约后的医保服务协议实时保存，并同步信息到公证处的节点上，能够为业务提取完整的电子签名证据链条，保障医保服务协议的法律效力。运用医保内网进行协议签署，不仅能有效避免在签约操作过程中因系统本身的安全漏洞和缺陷带来的风险，还能提高数据库存储的安全等级。网签协议提高了签约效率，定点医药机构在医保服务协议签订期间可通过医保内网计算机随时登录签约平台，完成医保服务协议电子签订，签约无须两头跑，节省时间成本，使医保服务协议签订更加便捷高效。网签协议降低了运行成本，根据医保服务协议模板批量自动生成待签署的电子文档，减少纸协议印刷成本，同时减少后续大量纸质协议保存管理的运行成本。网签协议提升管理效果，通过签署对象线上签约，全流程实时保存到区块链上，防止协议丢失，便于搜索查找及下载，节约大量纸质协议的存储空间及查找纸质协议所花费的时间，确保医保服务协议保存安全，查询高效便捷。

3. 拓宽参与主体，创新监管模式

随着互联网医疗的发展，互联网医疗的服务平台和服务资质良莠不齐、标准规范不统一、服务行为监管难等方面存在的问题也逐步凸显，亟须对其进行规范完善，但尚没有相应的管理、服务规范。

山东省出台全国首个互联网医院医保定点协议，针对互联网诊疗服务特点，从互联网医院医保准入标准、诊疗服务管理、服务范围等方面进行了明确。协议囊括所有类型互联网医院，以实体医疗机构第二名称的互联网医院、实体医疗机构与第三方机构合作建立的互联网医院，以及依托实体医疗机构独立设置的互联网医院，均可申请互联网医保定点医院，覆盖范围广。协议明确规定互联网医院运营 3 个月以上、上线医师符合互联网医院相关规定要求即可提出医保定点申请，同时要求互联网医院所依托的实体定点医疗机构应为当地医保协议管理定点医疗机构，放低了准入门槛。对符合规定的互联网医保服务给予明确的政策支持，也对定点医疗机构提供的互联网医疗服务给予明确的规范。

3.3.2　统筹拓展、提升效益的个人账户管理创新

1. 拓宽个人账户使用范围

使用个人账户购买商业健康保险是对个人账户原有功能和使用范围的突破。通过购买商业保险，提高保障能力，减少参保人生病后医疗费用的支出，尤其是重特大疾病以及高额医疗费用的支出，同时也满足参保人对于预防、健康管理、康复的服务需求。2015 年之前，试点城市主要以线下投保为主，2017 年后互联网平台迅速崛起，保险机构更多利用互联网平台提供线上投保服务，吸引职工通过个人账户购买商业健康保险。以上海为例，2017 年 1 月 1 日起，上海市参保人可自愿使用个人账户历年结余资金购买商业保险。上海出台个人账户购买商业健康保险政策一年多以来，有 10 万多人使用个人账户历年结余资金近 1 亿元购买商业健康保险，续保率高达 85%。

2. 个人账户实现家庭互济

2012 年 8 月 1 日，厦门建立了"医疗保险健康综合子账户"，并发布《厦门市医疗保险健康综合子账户管理试行办法》，扩大个人账户支付范围，支付家庭成员参保费用，建立家庭账户形式实现个人账户在家庭内部的互助共济，使个人账户实现从保障个人到保障家庭的功能扩展，缓解了之前个人账户在家庭内部私下互济的尴尬，有效疏解了厦门过高的医保

个人账户积累。

3. 个人账户实现待遇置换

自 2013 年起东莞将医保个人账户从原来针对机关事业单位、市属企业职工设立的综合基本医疗保险中独立出来，转换为自愿参加的补充医疗保险一部分，同步建立了门诊统筹，置换个人账户待遇，即"基本险"+"补充险"全民医疗保险制度。东莞所有机关企事业单位职工（包括异地务工人员）、城镇居民、农村农民、在校学生、自由职业（灵活就业）者等均可在同"一个制度"下同等参保缴费、同等享受财政补贴、同等享受医疗保障待遇，实现了医保的全民公平享有。这种将个人账户转化为自愿参加的补充险方式，既实现了个人账户的逐步淡出，也同步实现了基本医疗保险的城乡一体化。

3.3.3 深化合作、精简流程的大病保险制度价值型创新

1. 政保合作，风险分摊

"因病致贫、因病返贫"现象是当前医疗保险急需解决的重要问题，建立健全的大病保险制度，通过基金运行模式的创新来扩大报销范围、降低起付线、提高报销比例、取消封顶线等方式，提升大病保障待遇水平，才能突显基金运行的价值。

金华市建立以"一主多辅"为核心的大病保险合作模式，建立商保合作，明确规定大病保险采取招标采购形式，向商业保险机构购买保险形式承办。按照"统一运营、盈亏共担、服务选保、主保兜底"方式开展大病保险承办工作。首先盈亏分担比例控制在盈亏额 10%～15%，具体盈亏分担比例由招标确定（首轮招标明确商保 56 公司分享盈余额的 10%，承担亏损额的 15%），其余由大病保险基金分享或承担，实现"政保"双赢。其次实行商保分担。为进一步减轻承办商业保险公司亏损风险，商保公司内部实行上下级公司按比例进行分担，有效实现风险分担。此种方式既能提高基金使用绩效，又能达到大病保险承办方"收支平衡、保本微利"目标，因此金华大病保险基金清算在协议期内采取"滚动支付、期满清算"方式进行。"选缴保费法"大病保险制度，在基本医保制度

"保基本" 基础上，针对重特大疾病患者就医负担重，家庭面临灾难性医疗支出的实际情况，通过扩大报销范围、降低起付线、提高报销比例、取消封顶线等举措，实现了大病保障待遇水平大幅提升。

2. 拓宽筹资方式，简化经办模式

金华市推出了"简化办、就近办、联网办、联合办"等医保缴费模式，在银行代扣基础上，在"浙里办"APP 上开通了大病补缴模块和大病选缴缴费模块，实现选缴缴费"零证明、零距离、零见面、零跑腿"，提升了缴费便捷性和积极性。金华市区 2020 年大病保险征缴期间新增或更改选缴份数的 9.4 万人次中有 9.1 万人次通过"浙里办"医疗保障专区办理，占比达 96.8%。全体参保人不区分病种，统一按费用额度实施保障，2020 年已为 27.9 万名大病患者减轻负担 31.15 亿元，凸显了大病保险受益广覆盖性，简便的缴费方式提升了筹资规模，实现基金稳定运行。

3. 多方联动、智慧监控的医保基金价值型管理

长期以来，由于医保领域法制缺失、监管制度体系不健全、激励约束机制不完善等因素制约，现实中各种违规违法使用医保基金的现象层出不穷，医保基金在一定程度上被一些机构与个人当成了"唐僧肉"，医保基金使用效率不高，欺诈骗保问题普发频发，违规违法使用造成基金流失，基金监管形势较为严峻。

首先 2019 年 6 月，国家医疗保障局发布《关于开展医保基金监管"两试点一示范"工作的通知》，通知明确了基金监管方式创新试点、基金监管信用体系建设试点和医保智能监控示范点，并对监管方式的拓展创新提出了要求：一是引入社会力量参与监管。积极引入信息技术服务机构、会计师事务所、商业保险机构等第三方力量，充分发挥专业技术支持作用，建立健全数据筛查、财务审计、病历审核等合作机制，实现基金监管关口前移、高效、精准。二是构建部门联动监管机制。加强与卫生健康、公安、市场监管、药监等部门协作，进一步健全统一部署、联合检查、案件通报、案件移交、联合惩戒等工作机制，建立健全联合行动、"一案多查""一案多处"工作机制，规范工作流程，统筹推进基金监管重大行动开展、重大案件查处等工作，实现基金监管全链条无缝衔接。

其次建立健全基金监管信用体系：一是建立基金监管信用评价指标体系。探索基金监管信用体系建设路径，重点探索基金监管信用体系建设相关标准、规范和指标体系，相关信息采集、评价和结果应用等内容。二是建立定点医药机构动态管理机制。建立健全定点医药机构分级管理制度和医保医师、医保药师积分管理制度等，探索建立定点医药机构综合绩效考评、末位淘汰等管理机制，把建立健全管理制度和机制、履行服务协议、规范合理使用医保基金、绩效考核等情况，作为对定点医药机构、医保医师、医保药师考核评价的重要依据，将考核结果与预算管理、检查稽核、费用结算、协议管理等工作相关联。三是推进联合惩戒。积极推动将欺诈骗保行为纳入当地信用管理体系，建立失信惩戒制度，发挥联合惩戒威慑力。

最后积极推进医保智能监控：一是提升智能监控功能。针对欺诈骗保行为新特点，完善医药标准目录等基础信息标准库、临床指南等临床诊疗知识库，进一步完善不同规则库，比如诊疗规范类、医保政策类、就诊真实性类等，提高智能监控的覆盖面和精准度。二是丰富智能监测维度。在开展按疾病诊断相关分组（DRG）付费国家试点的地区和开展基于大数据的病种分值付费的地区，运用智能监控系统，加强对临床行为的过程监控，丰富大数据分析比较维度，提升监控效果，推广视频监控、人脸识别等新技术应用，开展药品进销存实时管理，完善医保基金风控体系。三是建立省级集中监控系统。基于全国医疗保障信息系统建设试点工作，探索在省级集中模式下统一开展智能监控工作，不断提升监控效能。

2020年7月，国家医疗保障局出台《医疗保障基金监管制度体系改革的指导意见》，对推进医疗保障基金监管制度体系改革的必要性做出了详细解释，并对我国当前医保基金监管的缺漏进行了明确，明确了建立健全监督检查制度、建立智能监控制度、建立和完善举报奖励制度、建立信用管理制度、建立综合监管制度、完善社会监督制度六项任务，在强化医保基金监管法治及规范保障、加强医保基金监督检查能力保障、加大对欺诈骗保行为惩处力度等五个方面做出了明确要求，为未来基金监管方式创新指明了方向。

2021 年 2 月，国家医疗保障局宣布《医疗保障基金使用监督管理条例》（以下简称《条例》）出台，于 5 月 1 日正式实施。《条例》的出台具有重要意义：一是正式开启了医保基金管理的法治之门，二是为医保基金使用监管提供了基本遵循，三是突出了医保服务机制和内控制度建设，四是明确了医保领域各参与主体的行为责任及法律后果，为纠察违法违规现象并对当事人进行相应处罚提供了清晰的依据。

《条例》总结和延续了我国医疗保障基金使用和监管过程中的制度创新和优化设计，加强和优化了医疗保障协议管理制度：一是医疗保障服务管理模式从行政审批转变为协议管理，有利于充分发挥医药机构和市场的作用；二是经办机构的功能定位从更多管理转变为更多服务，更好地保障了参保人员权益；三是医疗保障执法方式从偏重行政处罚转变为协议追责和行政处罚并重，更好地维护基金安全和有效使用。

云南省发布《推进医疗保障基金监管制度体系改革重点任务清单》，明确了 26 项工作任务及其责任单位和完成时限，提出建立健全监督检查制度、智能监控制度、举报奖励制度、信用管理制度、社会监督制度等医保基金监管制度。大力推行医保电子凭证，积极推进"互联网 + 监管"健全医保信用评价指标体系，着力构建以信用为基础的新型监管机制，提升监管的专业性、精准性和规范性。

3.3.4　医保经办价值型改革方向

1. 改善就医和补偿的便捷性

推进医保公共服务标准化规范化，实现一站式服务、一窗口办理、一单制结算，进一步完善异地就医直接结算制度，使异地就医备案服务更加便捷，逐步实现门诊费用跨省直接结算。在基本医疗保险、医疗救助、大病保险和部分补充保险的多层次医疗保障制度一站式结算的基础上，全面探索实现基本医疗保险、医疗救助的统一管理。持续推进系统行风建设，严格执行经办政务服务事项清单，着力实现服务事项"马上办、网上办、就近办、一次办"原则。坚持传统服务与智能服务创新并行，加快推动智能化并提高适老化水平，保留并优化传统渠道。

2. 不断增强医疗服务监管能力

不断完善医保协议管理，细化协议涵盖内容，继续对定点医疗机构施行诚信等级评价、分级管理等措施。加强医保经办机构内控建设，全面实施医保总额控制和智能监控，有效提高基金风险防控能力，提高经办管理服务能力和效率。在进一步完善医保基础信息库的基础之上，建立医保协同管理平台，及时上传和维护定点医药机构的相关信息，并及时反馈相应的数据审核和考核结果，积极促进医保管理由传统的单向管理转变为现代化的共同治理；应该加强医保智能监控系统建设，具体包括实时在线监控系统、医保智能辅助审核系统以及廉政风险防控等多个方面，通过将传统医保协议管理内容形成标准化和数据化，来不断提高医保协议管理的信息化水平，进而全面提高医保协议管理效率和质量。

建立健全医疗保障行政部门、卫生健康部门、财政部门、公安部门、审计部门等多部门联合监管机制；在社会共治方面，通过设置有奖举报、建立医疗保障义务监督员队伍等方式加强社会监督；将医保管理从医院向医师延伸，有序推进医保医师制度建设，加强医药机构行业协会建设，鼓励行业协会开展行业规范和自律建设，促进行业规范和自我约束。

建立健全的医疗保障基金使用监督管理机制和基金监督管理执法体制，加强医疗保障基金使用监督管理能力建设。一方面，各地要通过建立专门执法机构及队伍，提高执法能力，加强人才队伍建设，提升医疗保障基金监管专业能力；另一方面，要通过聘请符合条件的第三方力量协助监管。

建立健全的参保患者信用记录，通过建立参保人员医保信用记录、信用评价制度和积分管理制度，加强和规范医疗保障领域守信联合激励对象和失信联合惩戒对象名单管理工作，依法依规实施守信联合激励和失信联合惩戒。

3. 借助社会力量强化经办服务能力

"社商合作"机制不断完善。一是借大病保险和长期护理保险委托经办契机，在确保基金安全和有效监管的前提下，探索社商合作的经办体制，通过政府购买服务方式委托具有资质的商业保险机构等社会力量参与医疗保障的经办服务；二是部分地区引入社会力量提供医保智能监控、医保付费方式改革相应技术支持服务。

4. 继续探索治理模式和管理机制改革

大病保险特药谈判准入、国家药品目录准入谈判、药品动态准入机制公开征求意见等做法意味着我国医保治理机制和模式的渐进变革，逐步从政府定价走向多方利益主体的协商谈判，医保购买和协商谈判机制初具雏形。继续推进信息全面公开、机制透明、邀请协议医疗机构代表共同协商谈判、依托临床专家解决专业问题、联审互查等制度设计，以集体协商谈判、社保经办机构和专业医务人员共同推进治理模式改革。

（孙麟、杨宇航）

第 4 章

价值导向下的新机制
——战略性购买篇

2009 年医改后，我国居民医保覆盖率快速上升至 95% 左右，随医保覆盖率的扩张带来的医保基金收入的快速增长红利也进入尾声。与此同时，2015—2019 年，我国 GDP 增速维持在 6% ~ 7%，而经济增速的下降通过直接影响税收以及居民总收入的增长，间接影响了政府投入以及医保基金的收入。医保支出增速与医保收入增速相比已经基本持平，甚至略微超出，全国部分医保基金也出现了收不抵支的情况。医保支付改革已迫在眉睫。

2018 年 5 月，国家医疗保障局成立，作为国务院直属机构，其整合了原属于人社部的城镇职工和城镇居民基本医疗保险、生育保险职责，原属于卫健委的新型农村合作医疗职责，发改委的药品和医疗服务价格管理职责，民政部的医疗救助职责。国家医疗保障局作为医疗服务的主要购买者，同时也负责制定价格政策和监督药品采购。国家医疗保障局通过充分发挥医保基金购买方的力量，全面对医保支付体制进行改革，引导医疗市场回归价值。

医疗保障局通过对医疗机构 DRG、DIP 等付费方式的改革，为医保支付方式改革"立柱架梁"，引导医疗机构关注成本，要求公立医院实现由规模扩张向内涵建设转型，由粗放式经营向集约化经营转变；在药品和耗材领域医保支付改革上，以"腾笼换鸟，价值回归"为基本理念，通过国家组织药品集中带量采购，让质量有保证、价格有优势的药品和耗材进入市场，节约医保资金，提高基金使用效率；通过国家药品谈判，将真正具有临床价值和有效成本的药品纳入医保目录，并鼓励创新药的准入，与此同时将未通过一致性评价的药品或者临床价值低、成本效益低的药品退出目录。

在支付改革的一系列组合拳的基础上，医保部门不断优化医保基金的使用结构，不断提高基金使用的效率和价值。本章节从医保支付方式改革的价值购买、带量采购的价值购买以及医保药品目录改革的价值机制三个小节阐述。

4.1　支付方式改革下的价值购买

以价值为导向的医保支付（Valuebased Payment，VBP）是以医保费用为经济杠杆，通过质量评价和奖惩机制，激励医疗机构提高服务质量、改善患者体验、减少不必要医疗费用的一种支付策略。在 20 世纪 90 年代，基于价值购买的医疗政策运动将医疗质量引入医疗服务支付方案，卫生经济学界称其为"最高性价比的医疗"。

从 2004 年开始，原人社部对医疗服务购买的支付模式已经发生改变，并不断强调支付的价值性。2016 年 6 月人力资源社会保障部发布的《关于积极推动医疗、医保、医药联动改革的指导意见》（人社部发〔2016〕56 号）指出，医保支付方式改革应作为医改的重点。2020 年，《中共中央国务院关于深化医疗保障制度改革的意见》（以下简称《意见》）提出了未来 10 年我国医保制度改革的重点是增强医保对医药服务领域的激励与约束作用。这意味着医保部门对医疗服务的价值购买将激励医疗机构主动提高医疗价值，同时加强医疗质量监控，提高医院内在合理控费动力，减少浪费。2021 年 3 月 31 日，国家医保局召开 2021 年医保支付方式改革试点推进会，强调医保支付方式改革是推进医保高质量发展的重要内容，DRG 和 DIP 试点工作是支付方式改革的重中之重。

医保支付从总额预算付费、按人头付费、按床日付费到按疾病诊断相关分组付费改革过渡，体现了国家医保局在医疗服务购买方面向着更符合价值规律的混合多元支付方式不断探索与实践，改革思路也从被动买单向主动作为进行价值转变。本节主要从多元支付方式改革介绍、DRG/DIP 支付的价值探索以及价值性购买医疗服务的未来三个方面阐述。

4.1.1 多元化的支付方式改革

1. 总额预付制度

总额预付制度也称预期支付制度、定额预付制度，以医院历史医疗费用支出为依据，剔除不合理支出后按年度拨付医院医疗费用总额。总额预付制是由医疗保险机构、医疗机构和政府部门共同协商确定出一个时期内的医疗费用总额预算。如果实际发生费用超支，由医院自己承担或者与医保共担；如果实际发生费用结余，医院按照一定比例留用。总额核定方法的科学性是实行总额支付制度的基础和最大的挑战。

总额预付制度的优点：不需要复杂的测算，医院较易接受；管理成本较低；医疗费用容易得到控制；促使医院缩短患者住院日；促使医生在患者住院期间更加负责地治疗；控制了住院期间的成本。总额预付制度的缺点：尽管控制了住院期间的成本，却不能控制住院人数，而且还会导致医院以外的费用增加，如家庭保健服务等；医院可能会主动减少医疗服务的供给，盲目节约成本，为患者提供的服务质量容易打折；确定预算总额有一定的难度，因为合理支出的概念难以界定；影响医疗机构的运行效率，医务人员缺乏工作积极性。

2. 按人头付费

按人头付费是指公民交纳固定费用后有权享受约定的卫生保健服务，也称管理型保健。在此制度下，医生和医院在一个协调的体系内，统一在一定时间内（通常为一年），按人均费率向人群提供所有必需的服务。此方法常被社会保险机构采用。开展普通门诊统筹的城市大多遵循"按人头结算、总额控制"的原则，即根据签约人头数决定拨付给定点医疗机构的总额预算。

按人头付费的优点：方法简便易行，保险机构和医院均易操作；有效控制医疗费用；管理相对简单，管理成本不高；激励医疗服务提供者追求更短的住院日，减少医生服务时间，降低单位成本，也就是减少患者对医疗服务的利用。按人头付费的缺点：医院选择性接收患者，例如接收症状较轻、住院时间相对较短的患者，推诿重病患者；减少患者对医疗服务的必要利用；较少考虑改善健康结果的问题；过分关注成本管理却不能完全解决控制成本；医院缺乏竞争意识，医务人员没有提高医疗技能的积极性，致使医疗服务质量下降。

3. 按床日付费

按住院床日付费是指患者在住院治疗中，根据病情的严重程度和治疗中的进展情况进行分类，对各类疾病规定各床日收（付费）标准，医疗保险方和患者方根据实际住院天数、付费标准和规定补偿比与医疗机构结算的一种付费机制。实施按床日付费，医疗费用不再受医务人员的诊疗和用药的影响，而是主要决定于该患者疾病的诊断、医疗机构等级、住院天数，这样就把医疗机构的诊疗、用药、检查从收入转变成了成本，促使医疗机构节约成本，提高效率获得收益。

按床日付费的优点有住院按床日付费操作简单易行，能够建立费用约束机制，对医保经办机构、医疗机构的管理及控制费用不合理上涨等起到了积极的作用。缺点有推诿重症患者、延长住院床日、低标准入院或分解住院等。

4. 捆绑式打包支付

打包付费的基础理念是按服务付费，它借助于积累的医疗、医保大数据，以及数据挖掘技术，对特定疾病的预期医疗服务内容和成本进行整合，并以此制定打包服务价格，作为偿付医疗服务的依据。由于打包付费在测算时参照了服务对象年龄、患病种类、病情轻重、是否手术、有无并发症、门诊或住院等医疗服务价格相关的合理因素，因此打包付费相较其他单一的付费模式更具合理性。

打包付费的优点：能够有效促进上下游医疗机构之间的合作与整合，促进医务人员之间的协作，改善医疗机构诊疗服务质量和诊疗效率，控制医疗服务过度使用；促进和改善患者诊疗体验及整体健康状况。缺点是较其他付费模式，打包付费对医疗服务成本科学测算的难度较大。

5. 按项目付费

按项目付费是指根据物价部门对医疗服务过程中的每一项服务项目制定的价格，医疗服务的支付方按医疗机构提供服务的项目名称和数量支付医疗服务费用，是我国运用得最多且最为广泛的一种付费方式。作为一种事后付费的支付方式，医院的收入与项目服务的多少有较大的关系，按项目付费很大程度上解决了医院的生存问题和发展问题。

按项目付费的优点：激励医务人员提高工作效率；医生有行医自主权，有利于新技术的应用；支付灵活，核算方便；保险机构、被保险人和医务人员之间的关系简单。按项目付费的缺点是会出现医疗费用增长不合理、过度医疗的现象，造成了整个社会医疗费用的上涨和资源的浪费。在患者支付能力有限的情况下，看病难的问题也许会更加严重。

6. 按单病种付费

单病种付费指的是付费以病种为依据，依据不同的病种来采取不同的付费标准，治疗方式则不影响收费，单病种付费是医疗服务收费制度改革的重要内容之一，可更好地控制医疗成本，提高医保资金的使用效益。

按单病种付费的优点：适用于技术成熟、医疗服务内容较多的疾病，如能制定临床路径（对检查项目、用药数量、住院天数等作详细规定），控费效果显著。按单病种付费的缺点：工作复杂，不便于核算，确诊标准存在技术障碍，针对细化的病种无法科学定价；付费方式相对固定，医院一般会在给付范围内选择最高限额，增加了患者的经济压力；同种疾病存在不同的轻重度，重症患者必然会消耗更多医疗资源，医疗机构可能会降低服务标准。

7. 按疾病诊断相关分组付费

DRG 实质上是一种病例组合分类方案，即根据年龄、疾病诊断、合并症、并发症、治疗方式、病症严重程度及转归和资源消耗等因素，将患者分成若干诊断组进行管理的体系。DRG 是一组疾病诊断或手术操作等临床过程相似，且资源消耗相近的病例组合。医保部门不再按照患者在院的实际费用（即按服务项目）支付给医疗机构，而是按照病例所进入的诊断相关组的付费标准进行支付。DRG 是以划分医疗服务产出为目标（同组病例医疗服务产出的期望相同），其本质上是一套"管理工具"，只有那些诊断和治疗方式对资源消耗和治疗结果影响显著的病例，才适合使用 DRG 作为风险调整工具。此方式较适用于急性住院病例，不适用于以下情况，应作"除外"处理：①门诊病例；②康复病例；③需要长期住院的病例；④某些诊断相同，治疗方式相同，但资源消耗和治疗结果变异巨大病例（如精神类疾病）。

DRG 付费的优点：DRG 大数据可以实时反映医生的真实诊疗行为，将监管延伸到医生行为端。同时医院的管理模式将会以成本为核心，以 DRG 绩效改革重新调整收入结构，加强运营管理以及信息系统的支持。医疗机构需要在保证医疗质量和效果和提升医疗服务水平的前提下，减轻患者经济负担，进一步提升医保支付的价值性。缺点：由于 DRG 工具天然存在的技术缺陷，也可能会导致各统筹区面临比按项目付费更大的监管压力，比如危重疾病的医疗质量下降、不正常的诊疗服务量增加、分解住院、推诿重症、挑选轻症、技术性套高诊断、医疗资源"虹吸"等问题。

8. 按病种分值付费

DIP 是一种我国原创的支付方式。它是以大数据为基础，在汇集大量真实世界病例的基础上，按照"诊断 + 操作"的分组规则对病例进行分组，并根据一定的结算规则进行医保付费。DIP 比较明显的特征是分病种，并赋予每个病种分值。在进行医保支付时，根据医疗服务分值总量以及医保基金额度，计算出每一个医疗机构获得的分值并进行医保结算。

DIP 付费的优点：DIP 围绕医疗服务小概率事件，提取诊断、治疗、行为规范等的个性特征建立了辅助目录体系，对临床疾病的严重程度、并发症 / 合并症、医疗行为规范过程中的资源消耗进行校正，客观拟合医疗服务成本；DIP 付费有利于科学制定区域总额预算，有利于发挥医保付费的成本发现和经济激励作用，有利于提升医保基金监管效率，有利于健全与医疗机构的协商谈判机制，有利于引导医疗机构管理优化和服务规范化。DIP 付费的缺点：DIP 诊断清晰，操作明确，便于核查高编，是国家医保局价值性购买医疗服务的新探索，但是难以避免诱导和过度医疗。需要借助持续的技术优化和监管创新，才能实现改革的预期效应。

4.1.2 DRG/DIP 支付的价值探索

医保支付方式的改革是医药卫生体制改革的重要一环，也是三医联动的重要举措之一。2019 年国家医保局启动国家医疗保障疾病诊断相关分组 CHS-DRG（China Healthcare Security Diagnosis Related Groups）与 DIP 付费试点工作，出台技术标准规范。在 2021 年试点收官之年，国家医保局制定并印发了《DRG/DIP 支付方式改革三年行动计划》，提出在三年试点取得初步成效基础上，加快推进 DRG/DIP 支付方式改革全覆盖，即在 2024 年底全国所有统筹地区全部开展 DRG/DIP 付费方式改革工作。到 2025 年底，DRG/DIP 支付方式覆盖所有符合条件的开展住院服务的医疗机构，基本实现病种、医保基金全覆盖。

从多年的按项目付费到按病种付费的改变对医疗机构来说是一个非常大的转变。医疗机构从"规模效益"逐步回归提供价值型医疗服务。医保购买服务模式的改变，促进医疗机构改变运营方式，主动控制成本。医保购买医疗服务方式的转变，引导各级医疗机构重新功能定位，合理的提供相应的医疗服务，实现因病施治，实现各级医疗机构的卫生服务价值，促进分级诊疗体系的建立。DRG/DIP 支付方式改革不仅是单纯的医保支付方式改革，也是一项系统的工程，对医院的基础硬件设备、信息化水平、医疗服务流程改造以及医院管理能力都有较高的要求。DRG/DIP 支付方式改革推动了医疗机构制定科学且更为精细的临床路径，使药品、耗材的使用更合理，为参保人群提供健康所需要的最适宜的服务，最终实现患者、医保和医药机构三赢的局面，形成价值型改革的一致性。在 2021 年 DRG 收官之年，30 个试点城市展现了试点成绩。

北京：推进 CHS-DRG 改革，试点医院扩大至 108 家，由三级医院向二级医院延伸。将冠脉支架集采和 DRG 付费协调推进，以"患者减负基金不减支"的原则，将激励政策传导至医务人员，充分体现医生价值，驱动医疗机构在冠脉支架使用上由"增量增效"到"提质增效"

天津市： 在 CHS-DRG 政策措施制定、分组方案论证、付费标准测算、数据质量反馈、逐级业务培训方面，始终坚持医保、医疗、医药联动改革的整体性、系统性、协同性，着力构建医保支付方式改革共建、共治、共享的新格局。

邯郸市（河北省）： 在 DRG 付费改革中重视与临床沟通，组织三次权重谈判。首次协商谈判在技术指导组指导下，形成医保搭建平台、临床专家博弈模式；第二次协商谈判由医保部门主持，医保搭台定规则，临床专家谈判定权重的本地化模式；第三次谈判从既往表现优秀、能力突出的谈判专家中筛选一批谈判首席专家，在医保局制定的统一规则下，各 MDC 的谈判由首席专家主持并组织临床专家集体讨论确定权重，实现了首席专家主持、临床专家谈判的新模式。逐步探索出一套切实可行、好用高效的谈判办法。

临汾市（山西省）： 试点医院覆盖全部二级及以上的公立医院，实际付费以来，例均费用降低 634.38 元，平均住院日下降 0.69 天。试点医院的 CMI 对比同期均有所上涨，病案数据质量逐步提高。

乌海市（内蒙古自治区）： 实际付费以来，全市 10 家二级以上医疗机构平均住院日由 8.18 天下降为 7.78 天；次均费用下降 8%；药占比、耗占比分别下降 4.51%，2.72%。

沈阳市（辽宁省）： 沈阳市 380 余家开展住院业务的定点医院全部应用 DRG 进行医保管理，30 家试点医院实现 CHS-DRG 全病组、全险种实际付费，职工基金支付占全市的 81%，居民占 72%，已经达到三年行动计划要求 2024 年 DRG 付费基金支出不低于 70% 的工作目标。

吉林市（吉林省）： 坚持"医保主导、经办主办、多方协同、保障有力"原则，统筹推进"三医联动"配套改革措施落地，率先采用病案首页和医保结算清单"双首页"信息采集制度，汇集人力、物力、财力等要素资源，CHS-DRG 支付方式改革得到全面推进。

哈尔滨市（黑龙江省）： 成立领导工作小组，精选 17 家试点医院，建立协商谈判机制；科学严谨测算，形成本地化细分组方案；兼顾学科建设与分级诊疗管理平衡，形成了完备的政策体系；开展专业培训，提升经办能力；贯彻国码标准，全面上线国家信息平台。

上海市：建立以规范诊疗行为、加强成本控制、促进分级诊疗为核心的医保支付管理体系。一是实现试点基本全覆盖，将符合条件的 27 家三级医院纳入 DRG 付费；二是实现试点管理全闭环。持续完善试点方案，加强病案质控，细化分组方案，完成权重调整，优化信息平台，做好支付与监测，加强三医联动，落实体系支撑。

无锡市（江苏省）：通过制度完善、系统建设、医院协同，打造"无锡特色" CHS-DRG 付费体系，构建了从数据上传、付费结算、监管审核、绩效评估等 CHS-DRG 试点全方位、全流程的精细化管理模式，形成了医保患三方共赢的良好局面。

金华市（浙江省）：通过建立 DRG 运行分析制度和特病单议机制促进定点医疗机构精细化管理，支持合理收治高费用疑难病例，开展新技术新项目。已累计为群众减负 6.87 亿元，医保基金支出增长率从 14% 下降到 7%，有效减少了基金浪费和群众就医负担。

合肥市（安徽省）：为防范推诿重症、医疗不足、分解费用、转嫁负担等运行风险，合肥市通过建立 DRG 审核、数据分析、临床学科谈判、退出机制等配套措施，力求使改革试点行稳致远，进而有为。

南平市（福建省）：成立了 CHS-DRG 经办工作专班，研究解决数据采集、预算结算、支付标准、协议管理、系统建设、审核结算、监督稽查、考核评价等各方面工作中存在的问题和困难。同时组建专家库，积极征求意见和建议，并配套拟定了 DRG 工作的谈判、协商和仲裁机制，可按照文件逐级解决，确保试点工作稳妥推进。

上饶市（江西省）：扎实做好制度建设、费用测算、人员培训、系统搭建、病案质控、协商谈判等各项工作，2021 年 8 月 7 家试点医疗机构平稳落地。

青岛市（山东省）：在医保支付引导下，各试点医院主动控制不合理费用，医院内部管理总体上朝着提高医疗质量、规范诊疗行为的精细化管理方向发展。同时，参保患者次均住院费用下降、住院天数缩短，个人实际负担费用也明显减轻。

安阳市（河南省）： 一是利用分组、结算、监管、考核等方法实现政策全覆盖；二是建立动态调整、绩效评价、沟通协商、争议处理、风险预判、监管创新机制；三是增补结算清单对接"双通道"，将医保结余资金的 50% 返还医疗机构，激励集采落地；四是坚持临床服务，设立基础病组，调节系数，实行"结余共享、超支分担"。

武汉市（湖北省）： 管理上变为多部门协同共管机制，经办上变为开放共商模式，就医流向变得更加合理；克服疫情防控、医院多杂、无参照经验等困难，全力落实改革任务；信息和数据管理据实、分组权重反映医疗客观事实、调研培训指导强化政策实际落实。实现各方反语度认同感、医保部门精细化管理水平、医疗机构运营绩效管理全面提升。

湘潭市（湖南省）： 实际付费以来，医疗服务水平明显提升，时间消耗指数、费用消耗指数均呈下降趋势，平均住院床日减少 0.93 天，群众就医负担得以减轻，试点医院次均费用同比降低 17.54%，次均自付费用比去年同期减少 633 元。

佛山市（广东省）： 对全市所有开展住院业务的 104 家定点医疗机构（含民营）实行 DRG 付费改革，按照试点工作要求，坚持"全域参与、精深分组、公开透明、注重激励、强化监管"。改革促进全市持证编码员数量增长 8 倍，全市病案首页质量评价综合排名全省第一，结余留用医院占比提高到 50% 以上。

梧州市（广西壮族自治区）： 紧跟国家三年三步走顶层设计，做到标准统一、分组同步、配套齐备，建立起 DRG 付费体系，在各项工作中坚持发挥医保主导作用，积累梧州经验。改革三医联动，医保患三方共赢，取得三降一升的明显成效，即次均费用、患者自付金额、平均住院床日比同期下降 6.1%、4.7%、10.3%。CMI 指数同比升高 11%

海南省儋州市（海南省）： 儋州市 2019 年 7 月正式启动试点工作，建立健全组织架构，结合信息编码贯标，推进信息化建设，开展业务培训，遵循技术规范，做好风险预判，发挥经办机构在改革中的落地作用，2021 年 7 月开始实际付费。

重庆市：为保障 CHS-DRG 细化分组方案科学合理并契合临床发展规律，重庆市建立权重动态调整机制，于 2020 年和 2021 年先后两轮对 26 个 MDC 进行全部论证，达到"权重不断趋于合理，总体基金补偿比 99.07%，医保基金略有结余的良好效果。"

攀枝花市（四川省）：宏观上建立了区域医保基金预算与收支平衡的长效机制和基金合理增长的调控机制，微观上建立了医疗机构控制成本、提高质量、良性竞争的引导机制，最终实现医疗费用增长与社会经济协调发展的良好局面。

六盘水市（贵州省）：2017 年开始探索 CHS-DRG 付费改革，实现全市二级以上公立医疗机构全覆盖，2021 年城乡居民、城镇职工次均费用同比减少 5.3%、21.09%，平均住院天数同比下降 7.8%，CHS-DRG 付费占本地住院基金支出的 64.58%，改革成效显著。

昆明市（云南省）：2018 年实现 5 家试点医院的实际付费。2021 年顺利完成从地方探索到国家统一的对标，实际付费试点医院扩大至 50 家。

西安市（陕西省）：2021 年 8 月中旬确定了西安市 CHS-DRG 付费分组权重协商谈判基本原则和方式方法，9 月确定付费分组权重和费率标准，9 月 30 日在 6 家第一批试点医院开始实际付费。

庆阳市（甘肃省）：第一步，采集试点医疗机构前 3 年住院病例的医疗费用，用历史数据法测算基础权重，用成本作业法校正纠偏，形成初步权重；第二步，在保持总权重不变的前提下，组织试点医疗机构临床专家团队对初步权重按照 MDC 学科大类分学科进行论证，行政付费基础权重；第三步，结合实际付费，对基础权重进行动态调整。

西宁市（青海省）：开展了 4 期 380 余人次编码员培训、5 期 400 余人次业务员培训、技术指导组实战进修集训，为改革提供了人才支撑。

乌鲁木齐（新疆维吾尔自治区）：从顶层设计、兵地融合"七统一"，奠定制度基础；通过完善组织保障和制度建设，严格执行国家规范和标准开展分组，鼓励创新发展；加强病案核查，实施专项检查，全方位智能化监管；建立沟通协调四机制，加强人才储备和培训交流；创新机制，实现医保患三方共赢的局面。

新疆生产建设兵团：新疆兵团驻乌鲁木齐地区三个统筹区纳入试点范围，2021 年 1 月启动模拟测试，9 月实际付费。2021 年底启动兵团 4 个师市模拟测试，2022 年全面实施实际付费。

4.1.3　价值性购买医疗服务的未来

价值医疗追求的不是低费用，而是相同费用的高价值。在医保价值性购买医疗服务的过程中，没有一种支付方式能同时达到控制费用、保证质量、提高效率的要求。任何单一支付方式都有缺点，不能简单地判定某种付费方式的优劣。由单一支付方式向多种支付方式发展，几种支付方式相互补充，扬长避短，是未来医保购买医疗服务的必然趋势，也是价值购买的最终走向。未来医疗机构要接受并应对医保多元支付的改革趋势，以服务患者为中心，控制成本，优化医疗费用结构，向高质量内涵建设发展进步。

作为医保管理部门不能忽视医保支付对医疗服务体系引导的影响力，不但要关注服务人数还要关注医疗服务成本。因此在医保支付方式改革的顶层设计中，首先需要调整激励导向，引导医疗机构与医生的诊疗行为，使诊疗行为更加合理化，另外可以引导患者的健康行为合理化，合理分配使用现有医疗资源，实现节约医保基金的目的，如引导疾病治疗向疾病预防倾斜，从疾病管理向健康管理过渡。其次，可以尝试对医疗机构支付费用到向系统支付转变，引导医疗机构追求奖励性补偿收入而非服务收益，进一步激发医疗机构的服务活力，提高医疗服务体系的高效运转，实现社会福利最大化，如医共体的捆绑支付。最后，可以尝试面对服务结果的绩效支付，如浙江省的肝移植手术补偿设计支付，肝移植患者在手术住院期间发生的医疗费用，除外患者个人承担部分之外，医保局根据患者生存情况与定点医疗机构结算。比例如下：18 周岁以下，含 18 周岁患者出院时结清个人承担费用，医保按应支付费用的 70% 结算。患者出院后存活满 1 年的，医保按应支付费用的 20% 再次结算。患者出院后存活满 3 年的，医保按应支付费用的 10% 再次结算；18 周岁以上患者出院时结清个人承担费用，医保按应支付费用的 90% 结算。患者出院后存活满1年的，医保按应支付费用的5%再次结算。患者出院后存活满3年的，医保按应支付费用的5%再次结算。患者出院后存活满5年的，医保在预留费用中对医疗机构予以激励。5年期满后，由浙江省省级医疗保险服务中心根据患者生存情况、医疗质量、费用负担等因素对医疗机构进行绩效评价，并予以相应激励。这种以肝移植手术为代表的按绩效支付方式，一般会基于特定的疾病或健康状况，选取可操作的指标，联合与其他支付方式共同使用，可以尝试在更多适合的疾病的支付中使用。

从医保在医疗服务价值购买的实践探索中可以看出，医保支付方式改革的推动意义在于结合我国医疗服务体系特点，解决我国医疗卫生领域的主要矛盾，不断进行中国化改良，促进并推动医疗服务体系形成具有中国特色价值医疗，这是医保支付方式改革后进行价值购买的深远意义。

（冷家骅、陈治水、张南）

4.2　带量采购的价值购买

带量采购指在药品或耗材集中采购的中标价应综合考虑采购数量、回款时间等因素，通过以量换价，最终合理降低产品价格，是世界卫生组织（World Health Organization，WHO）推荐的采购方式之一。自2018年以来，国家医保局通过利益机制的传导，发挥医保战略性购买的优势，以带量采购为核心，推进药品和高值医用耗材改革，引领产业链向价值为导向、创新为动力的价值型改革模式发展。

经过三年努力，集中带量采购改革从药品领域到高值耗材领域延伸。截至2022年2月，国家医保局已经开展了6批药品带量采购，共采购234种药品，涉及金额占公立医疗机构年药品采购总额的30%。高值耗材心脏支架运行平稳，总选支架总量169万套，达到全年协议采购量的1.6倍，并同步推进骨科耗材带量采购。国家带量采购进入到常态化、制度化阶段，已经形成了常态化格局。集采竞价规制和质量、供应、配送、使用等保障机制、配套政策日趋完善和优化。本节从我国带量采购的发展、取得的效果以及带量采购的未来价值发展三个方面阐述国家带量采购的价值性。

4.2.1　带量采购的发展之路

价格是采购工作中的一项重要要素，价格的高低受到数量、采购周期、回款周期等要素影响。"价"与"量"密不可分。在《国务院办公厅关于完善公立医院药品集中采购工作的指导意见》（国办发〔2015〕7 号）中，明确了"量价挂钩""带量采购"等概念，2017 年 12 月《中华人民共和国招投标法》修正案中也对招投标过程中量的规定做出了明确要求。

2018 年国家医保局开始进行"4+7"带量采购试点工作，4 个直辖市——北京、天津、上海、重庆，7 个城市——沈阳、大连、厦门、广州、深圳、成都、西安共 11 个城市，简称为"4+7"。"4+7"城市药品集中采购共涉及 31 个品种，42 个品规，申报品种需满足以下条件之一：原研药或参比制剂、通过一致性评价的药品、按化学药品新注册分类批准的仿制药，即视同通过一致性评价药品。12 月 7 日的"4+7"带量采购工作中，31 个品种中共计 25 个品种中标，涉及 26 个品规，平均降幅 52%，其中恩替卡韦分散片和富马酸替诺福韦二吡呋酯片价格降幅超过 90%。2019 年 9 月 24 日国家医疗保障局进行扩围，25 个品种扩围采购全部成功，价格在试点的基础上再次降低 25%。此次带量采购试点工作以"量价挂钩""招采合一"为改革方向，成功降低了药品虚高的价格，"以量换价"使药品价格回归合理水平。

1. 药品定价改革发展历程

药品定价经历了四个阶段，分别是统购统销阶段、药品价格放开阶段、政府主导的药品价格监管阶段、政府与市场机制相结合的药品价格监管阶段。

（1）统购统销阶段（1949—1984 年）

药品的审批、生产、销售等环节均由政府相关部门确定，并由国有资本进行垄断。其数量和流通机制通过制定并分配实物指标，满足药品供需关系。这一阶段药品的价格受到严格的管制，各环节加价幅度均有明确规定。药品统购统销在一定程度上解决了缺医少药局面下有限医疗资源的分配问题，但是由于药品价格相对固定，价格反应市场供求关系的能力受到了计划经济体制的抑制，地区之间资源错配的情况时有发生，我国不同地区差异化的用药需求也难以得到充分的满足。

（2）药品价格放开阶段（1984—1996 年）

药品的价格管制逐渐被放开，除基本药物和中药材之外的其他药品均通过药品生产、流通和销售企业自主制定，国家药监部门减少了 50%以上的药品规制种类，市场化竞争机制引入监管领域。药品的生产能力提高，医药生产企业数量增加，价格不规范，药品销售额成为医疗机构增收的来源之一。高定价、高销售量现象加重了人民群众的就医负担，"看病难、看病贵"的社会问题凸显。

（3）政府主导的药品价格监管（1996—2009 年）

原国家计划委员会于 1996 年出台《药品价格管理暂行办法》，以各级政府价格管理部门为主，各级医药行政管理部门协助的药品价格管理体制。该阶段药品价格的治理以政府为主导，市场机制参与程度较低。2000 年后《中华人民共和国招标采购法》实施，通过集中采购控制流通环节，以在零售过程中设定最高限价等方式使药品价格有所下降。部分药品价格虽然有所降低，但是在医院的使用量、使用率降低，未受最高限价限制的同类可替代药品使用量提高；部分企业为了低价中标，压低生产成本，出现简化质量监控成本的现象，影响了药品质量。

（4）政府与市场机制相结合的药品价格监管（2009 年至今）

2009 年新医改之后，我国开始逐步探索政府机制与市场机制相结合，对药品价格进行管控的模式。2010 年 11 月，国务院办公厅印发《关于建立和规范政府办基层医疗卫生机构基本药物采购机制的指导意见的通知》（国办发〔2010〕56 号），提出在基本药物招标过程中坚持质量优先、价格合理的原则，建立技术标和商务标的"双信封"招标制度。2015 年起我国开始全面取消药品加成，通过服务费用和政府补助两种渠道为医院的收入缺口提供补偿；随着"两票制"等改革的深入，药品流通环节的成本被进一步压缩，为我国进一步开展药品价格与招采改革提供了合理的利益机制环境。随着国家药品价格谈判和国家组织集中带量采购的依次开展，我国药品价格管理正式进入了以市场机制为主导，政府与市场机制共存的管理模式。

2. 药品招采制度改革发展历程

药品招采制度的演变主要分为五个阶段，即试点阶段、医疗机构为主导的药品采购模式、政府主导的省级集中采购模式、政府主导的双信封法为主的集中采购模式、分类采购模式。

（1）试点阶段（1993—2000 年）

1993 年之前，我国均为医院独立采购药品，1993 年之后，各地市结合本地实际情况逐步探索解决药品购销领域内的乱象，河南、上海、海南等地先后开展药品集中采购试点，为后来建立全国统一的招采模式奠定了基础。1993 年，河南省卫生厅发布《关于成立河南省药品器材采购咨询服务中心的通知》，成立河南省药品器械采购咨询公司，通过公开招标的方式确定了 7 家药品批发企业为定点单位，同时 22 家省直属医疗机构必须在定点企业采购药品。河南省的做法创造了国内药品集中采购领域的多个第一，第一个采购联合体、第一家中介服务机构、第一个专业评审委员会、第一份集中采购文件。1995 年，上海市浦东新区成立浦东新区医疗机构药品采购信息中心，要求上海市属 43 家医疗机构的药品采购活动必须在该中心以公开采购信息、集中交易、货比三家、自主洽谈的形式进行，严禁场下私自交易。同时选择 50 家药品批发企业作为药品供应中心单位，以此来规范医疗机构的药品购销行为，形成了浦东的"进场采购模式"。地方的探索在一定程度上规范了医疗机构的采购行为和市场流通秩序，在全国范围内起到了引领作用，辽宁、四川、浙江、山东、福建等地均开展了药品集中采购试点工作。但是，地方试点仍然紧紧控制着药品的采购价，患者并未得到真正的实惠。

（2）医疗机构为主导的药品采购模式（2000—2006 年）

2000 年，随着《中华人民共和国招投标法》的实施，我国建立了全国统一的招标采购模式。2000 年国务院办公厅印发了《关于城镇医药卫生体制改革的指导意见》（国办发〔2000〕16 号），首次提出药品集中招标采购的基本框架。2001 年 11 月，国务院纠风办等七部委在海南发布《医疗机构药品集中采购工作规范（试行）》（卫规财发〔2001〕308 号）和《医疗机构药品集中招标采购和集中议价采购文件范本（试行）》（卫规财发〔2001〕309 号），要求药品集中招标采购在全国县级以上公立医疗机构全面推开。308 号文要求县级以上非营利性医疗机构实行以市为最小组织单位、医疗机构为采购主体、公开招标为主要形式、委托中介机构承办采购事务的药品集中招标采购工作。此时期我国初步建立了以医疗机构为主导的全国统一的药品集中招投标模式。该模式部分规范了药品的购销行为，使药品价格有所下降。但与此同时弊端也逐渐显现。首先，该时期的药品招标采购组织平台多为地级市甚至是县级，存在投标手续繁杂、招标中介收费偏高、企业投标负担沉重、评标体系和评标规则不完善等诸多问题，部分药价甚至有所上升。其次，各地招标采购目录差异很大，采购数量并不明确，最低价中标的情况导致劣币驱逐良币，部分知名企业退出招标，出现了"中标死"的说法。2004 年 4 月，13 家医药行业协会联合上书国务院有关部门要求暂停药品集中采购，为政策制定者带来了极大的压力。

（3）政府主导的省级集中采购模式（2006—2010 年）

2004 年卫生部等 7 部委联合发布《关于进一步规范医疗机构药品集中招标采购的若干规定》（卫规财发〔2004〕320 号），集中采购政策的延续性得到了明确。文件要求药品招标采购以省或市为单位进行组织，鼓励组织层次提高为省级；同时将医疗机构药品采购支出的 80% 以上的品种（中药饮片除外）纳入招标采购范围；针对采购过程中出现的手续繁琐、投标费用过高等问题，文件要求简化招采程序，将政策侧重由之前的转换招采模式变为加强政府监管、降低虚高药价、治理商业贿赂等，力求有效降低患者负担；同时对回款、差比价规则应用等均作出了要求。2005 年四川省率先落实文件要求，由政府出资建立省级药品采购机构和招采平台，试行全省统一药品招标采购。通过政府主导、对挂网品种设立最高采购限价、议价品种设立议价底价、按质量层次区分限价标准等方式开展了实践创新。该模式有效地降低了企业的招投标成本，为其他省市药品集中采购的政策实践提供了引领作用。2006 年四川政府主导的省级药品集中采购模式受到了国务院纠风办和原国家卫生计生委的肯定，要求在各地的招采实践中进行推广，我国药品集中采购进入了政府主导的省级招采阶段。

在这一阶段，省级药品集中采购有效地降低了企业的招标成本，提高了采购效率，进而降低了群众的用药成本。但与此同时，招采分离、多家中标的采购模式导致企业中标之后仍然需要销售团队进行进院销售，同一品种在不同省份间的质量层次设置存在差异，质量分层设置的不合理强化企业垄断现象，综合评标方法中的指标设置、专家遴选、评分计分等运行机制仍不完善，在药品加成仍然存在的情况下，中标价虚高的情况仍然存在。

（4）政府主导的"双信封"法为主的集中采购模式（2010—2015 年）

2009 年新医改开始之后，卫生部等部委联合签署了《关于进一步规范医疗机构药品集中采购工作的意见》（卫规财发〔2009〕7 号），提出了"以政府为主导、以省为单位、以网上集采为模式的制度设计。2010年 7 月原卫生部正式颁布《医疗机构药品集中采购工作规范》（卫规财发〔2010〕64 号），我国开始实行"以政府主导、以省为单位、网上集中采购"的药品集中招标采购的新模式。在这一阶段，国办以基本药物制度建设为突破口，通过打包基层医疗机构基本药物用量，建立了以"双信封"为主要特征的招标体系。在基药招标采购领域通过"招生产企业、招采合一、量价挂钩、双信封制、集中支付、全程监控"六项创新举措，解决基药采购过程中出现的由部分企业压价而导致的产品断供或者质量下降现象。

"双信封"即企业同时投出两份标书，分为技术标和商务标。其中，技术标评估基本药物质量，对企业生产规模、配送能力、配售额、行业排名、市场信誉、GMP（GSP）资质认证、药品质量抽检抽查历史情况、电子监管能力等指标进行评审。技术标评审合格后，方能进入商务标的评审，即"价低者得"。安徽省在基本药物招采领域率先落实政策要求，建立基药招采"双信封"制度。同时，随着"双信封"制度在基本药物领域的不断深入，这一招采模式也逐渐应用于非基本药物的采购。"双信封"模式在基本药物领域产生了显著的成效，各省基本药物中标价格普遍下降30% ~ 50%。但与此同时，"双信封"模式下的弊端也逐渐显现：一是部分技术评标过程中要求不严，部分质量较低的品种以低价中标，干扰了市场秩序；二是独家产品价格并未显著下降，部分中药独家品种降幅仅为5%；三是部分药品因为价格过低导致停产，导致了药品短缺现象；四是医院的积极性不高，低价基本药物质量并未得到认同。

（5）分类采购模式（2015年至今）

2015年国务院办公厅发布的《国务院办公厅关于完善公立医院药品集中采购工作的指导意见》（国办发〔2015〕7号）中，首次提出针对"落实带量采购"的要求，为后来的国家组织药品集中采购改革奠定了基础。指导意见根据药品临床用量、适应症特点等，分别提出五种药品分类采购的模式。即针对临床用量大、采购金额高、多家企业生产的基本药物和非专利药品开展省级集中采购；针对部分专利药品、独家生产药品建立价格谈判机制；针对基础性、抢救性药品实行医院集中采购；针对临床必须、用量小的短缺药品实行国家定点生产、议价采购；针对特殊药品，如精神类用药、传染病用药等实施国家专项采购。分类采购模式的探索在不同地区逐渐开展。如上海地区参考香港医管局的经验模式，分别于2015年、2016年和2018年开启三批带量采购，共涉及33个品种，45个品规，充分覆盖临床使用量较大且竞争较为充分的品种。上海市三次带量采购的尝试直接为后来的国家带量采购模式提供了模板，在三次带量采购中，中标产品价格分别下降79.5%、74.1%和41.7%。在分类采购总体思路的指导下，我国分别于2016年针对专利药品开展国家药品价格谈判，2018年针对仿制药通过一致性评价数较多的品种开展国家组织集中带量采购，政府主导的分类采购模式逐渐发展成熟。

3. 药品带量采购改革进程

前期药品价格和招采改革并未完全解决药品领域三大问题：一是药

品质量评价始终缺少统一标准与程序，导致中标产品的质量和安全性得不到保证，企业频繁发生降低药品质量甚至以次充好现象；二是在以药养医的背景下，药品是公立医疗机构的利润来源之一，多家企业在市场竞争中会产生额外的销售费用成本或者药品流通成本，药品费用居高不下；三是药品流通领域环节较多，利益关系错综复杂。理顺底层利益机制、完善质量评价体系、建立良性循环的药品招标采购系统是改革关键。2015 年之后，国家分别通过药品审评审批体系改革、取消药品加成政策以及"两票制"改革三大政策，理顺药品生产、流通、采购和使用环节的利益关系，实现良性循环。基于以上改革基础，国家医保局作为购买方，通过带量采购的招标方式，从通过一致性评价的仿制药对应的通用名药品中筛选试点品种入手，在"4+7"试点地区集中采购，以量换低价。该项改革措施在质量为基础、创新为导向的作用下，实现医保价值型购买，重塑了行业格局。

（1）药品一致性评价解决了集采药品的生产质量问题

2015 年国务院颁布《关于改革药品医疗器械审评审批制度的意见》，一致性评价参比制剂的选择由国家发布的参比制剂目录确定，同品种的参比制剂在原研、国际公认的仿制药等较小选择范围内确定，有效地规避了以往参比制剂为已获批仿制药时期，仿制药质量越审批越低的现象。通过一致性评价药品在临床应用、招标采购、医保报销等方面给予支持，为国家组织集中带量采购的制度设计留出了空间。仿制药一致性评价在一定程度上解决了药品招采过程中长期存在的质量分层不一致、质量评价标准不统一的问题。

（2）"两票制"改革规范了药品流通秩序

2016 年国办发布《关于印发深化医药卫生体制改革 2016 年重点工作任务的通知》提出在试点省份实行"两票制"，即生产企业到流通企业开一次发票，流通企业到医疗机构开一次发票，力求压缩流通环节，规范药品流通秩序，减少药品在流通环节中的不合理加价行为，有助于药品溯源，便于监督与管理。在以药养医、销售量不确定的情况下，本质上并未改变带金销售本质，仅仅是财务风险在不同企业间进行转移。单一的"两票制"并未起到抑制药价虚高的作用，但在客观上规范了药品流通领域秩序，减少了商业贿赂行为的发生，促进了医药流通行业集中度的提升。药品生产、流通和销售环节不同利益方利益格局复杂，要想打破旧的利益格局，需要具有强大议价权的买方力量，以兼顾相关方利益的制度设计为突破口，重塑行业格局。

（3）取消药品加成打破以药养医的利益动机

2017年原国家卫生计生委等7部门联合印发《关于全面推开公立医院综合改革工作的通知》取消全国公立医院药品加成政策，通过财政补助和提高医疗服务费用为公立医院的利润缺口提供补充，通过"腾笼换鸟"的方法，用服务费置换药品利润，提高医疗机构改革积极性。取消药品加成后，药品费成为了医疗机构的成本。该项改革通过调整利益机制使医疗机构用药更加合理，人民群众得到实惠。全面取消药品加成在保持医疗机构总费用基本不变的前提下，通过调整费用结构，间接促进了医疗机构的诊疗行为合理化，打破以药养医有效地减少医疗机构和生产、流通企业间互相配合的动机。

从2018年启动药品带量采购，到2021年底，国家医保局以价值购买的方式已经组织开展六批药品集中带量采购，品种数量达234个，中选药品平均降价53%，覆盖了高血压、糖尿病、高血脂、慢性乙肝等慢性病和常见病的主流用药。以高血压用药为例，集采政策涉及21种高血压用药，占降压药市场规模的50%以上，苯磺酸氨氯地平片降价79%，年治疗费用从300元降至60元。糖尿病用药共15种，涉及金额约占口服降糖药市场规模的60%以上，集采后平均降价69%，使用最广泛的盐酸二甲双胍片降价53%；德国拜耳的原研药阿卡波糖，集采前价格为1.30元/片，集采后价格降至0.18元/片，降幅86%。肿瘤治疗药物吉非替尼，集采前价格为132元/片，年治疗费用高达4.7万元以上，集采后价格降至平均41.8元/片，降幅69%，年治疗费用被控制在1.5万元左右，医保报销后患者个人仅承担约0.6万元。

药品集采带动同通用名未中选产品主动降价，例如辉瑞旗下立普妥、络活喜，未进入集采名单却主动降价，立普妥主动降价幅度最高到

40%，络活喜出现 20% 左右的降幅。据统计，以 2018 年药品价格指数为 100 计算，2020 年总体药价水平为 90。医保局以价值型购买的方式挤掉了虚高的药价，减轻了患者负担，在保证用药安全的基础上提高了患者用药可及性。

4. 医用耗材带量采购进程

国家医保局带量采购的试点从药品领域开始，经过不断经验积累逐步向高值耗材领域延伸。医用耗材技术更新较快，但缺乏统一、规范的分类目录以及质量评价标准，厂家容易通过微创新专利，规避药品领域常见的"专利悬崖"。医疗器械的复杂性增加了质量评价及分组难度，大大增加了带量采购难度。

2019 年 7 月，国务院办公厅印发《治理高值医用耗材改革方案》，提出完善分类集中采购办法，按照带量采购、量价挂钩、促进市场竞争等原则探索高值医用耗材分类集中采购，我国高值耗材带量采购工作开始加速。10 月 16 日，国家组织高值医用耗材联合采购办公室发布招标文件，我国第一次由国家组织的高值医用耗材联合采购正式开始。11 月 5 日，国家组织的冠脉支架集中带量采购在天津开标，此次集中带量采购共有 11 家企业参与投标，26 个国内注册上市冠脉支架产品参加，中选产品 10 个，分别属于微创医疗、乐普医疗、美敦力、波士顿科学、山东吉威、易生科技、金瑞凯利及万瑞飞鸿 8 家企业。均价由集采前的支架价格从均价 1.3 万元下降至中位价格 700 元左右，与 2019 年相比，相同企业的相同产品平均降价 93%，采购周期 2 年，2021 年 1 月 1 日正式执行。部分国家组织耗材冠脉支架带量集采中选产品见表 4-1。

2021 年 9 月 14 日，在冠脉支架带量采购的试点基础上，国家组织人工关节集中带量采购，采购产品包括初次置换人工全髋关节和初次置换人工全膝关节，带量采购周期为 2 年。本次采购共有 48 家企业参与，最终 44 家中选，中选率 92%。拟中选髋关节平均价格从 3.5 万元下降至 7000 元左右，膝关节平均价格从 3.2 万元下降至 5000 元左右，平均降价 82%。中选的人工关节产品在 2022 年 3 月左右全国医疗机构落地实施。

表 4-1　国家组织耗材冠脉支架带量集采中选产品

企业名称	产品名称	商品名	首年意向采购额	集采竞标价	价格降幅
易生科技	药物洗脱冠脉支架系统	Tivoli 爱立	41865	549	92.68%
微创医疗	冠脉雷帕霉素洗脱钴基合金支架系统	Firebird2	247940	590	92.13%
微创医疗	冠脉雷帕霉素洗脱钴基合金支架系统	Firekingfisher	12176	750	90.00%
万瑞飞鸿	降解涂层雷帕霉素药物洗脱支架系统	NOYA	9774	798	89.64%
深圳金瑞凯利	药物支架系统	Helios 海利欧斯	53441	755	90.07%
美敦力	药物洗脱冠脉支架系统	Resolute Integrity	51667	648	96.63%
乐普医疗	钴基合金雷帕霉素洗脱支架系统	GuReater	120560	645	92.32%
吉威医疗	药物涂层支架系统（雷帕霉素）	EXCROSSAL 心跃	100690	469	96.47%
波士顿科学	铂铬合金依维莫司洗脱冠脉支架系统	PROMUS PREMIER	59842	776	95.46%
波士顿科学	依维莫司洗脱冠脉支架系统	PROMUS Element Plus	32251	776	93.19%

5. 地方带量采购试点

鉴于医疗机构采购的品种非常复杂，地方在参与国家组织集采的同时，大量产品需要依托省级和省际联盟集采。从采购品种看，化学药、中成药、生物药三大类药品板块均有涉及，冠脉球囊、眼科人工晶体两个品种也已经实现了省份全覆盖。未来省际联盟招采将成为主流趋势，目前全国近90%的省（市、区）都参加了一个或多个省际集采联盟。据不完全统计，截至2022年国内药品省际集采联盟主要有16个，分别是六省二区省际联盟、十一省区省际联盟、重庆五省(市)联盟、京津冀"3+N"联盟、广东头孢氨苄药品联盟、新疆"2+N"联盟、重庆八省市区常用药联盟、重庆九省市区短缺药联盟、甘陕联盟、广东阿莫西林等45个药品联盟、鲁晋省际联盟、广东中成药联盟、湖北中成药联盟、广东联盟、赣粤豫鄂四省联盟、八省二区联盟等。随着地方带量采购的工作推进，省际联盟的数量会继续增多。

耗材集采主要依托省级和省际联盟的加速推进，主要涉及了骨科、药物涂层球囊、吻合器、留置针、人工晶体等多项产品。2021 年度地方性耗材集采的主要产品如下：

导引导丝八省二区集采： 2021 年 8 月，内蒙古医保局发布公告，公布"八省二区"冠脉导引导丝集中带量采购中选结果，共 13 家企业中选，包括美敦力、雅培、乐普等。本次带量采购品种为冠脉导引导丝，国家医疗保障局医保医用耗材分类与代码为 C020221 开头，首年意向采购总量为 362422 根，由联盟地区各医疗机构报送采购总需求量的 80% 累加得出。其中入围企业符合下列条件可获得本组拟中选资格：申报价低于720.00 元 / 根。

骨科创伤十二省集采： 2021 年 9 月 28 日，由河南省医保局牵头，山西省、江西省、湖北省、重庆市、贵州省、云南省、广西壮族自治区、宁夏回族自治区、青海省、湖南省、河北省等十二省（区、市）共同参与开展骨科创伤类医用耗材集中带量采购。通过竞价，71 家企业的 20751个产品中选，平均降幅 88.65%。其中普通接骨板系统价格从平均 4683 元左右下降至 606 元左右，平均降幅 87.05%；锁定（万向）加压接骨板系统价格从平均 9360 元左右下降至 987 元左右，平均降幅 89.45%；髓内钉系统价格从平均 11687 元左右下降至 1271 元左右，平均降幅 89.12%。

药物涂层球囊十二省集采： 2021 年 11 月 19 日，江苏、山西、福建、湖北、湖南、海南、重庆、贵州、云南、甘肃、新疆、兵团等十二省联盟药物涂层球囊开展集中带量采购开标。6 家企业、7 个产品中选，中选率 88%。中选价格均在 6300 元左右，平均降幅 70%，最大降幅 77%。

吻合器十八省集采： 2021 年 11 月 23 日，京津冀医药联合采购平台发布《京津冀 "3+14" 吻合器医用耗材带量联动采购和使用工作方案》。采购品种为吻合器类医用耗材，具体为管型 / 端端吻合器、痔吻合器两类，钉材质为钛合金或纯钛。采购主体为北京、天津、河北、黑龙江、吉林、辽宁、江西、湖北、广西、山东、陕西、四川、内蒙古、甘肃、宁夏、青海、西藏、贵州十八个省（市、区）所有公立医疗机构。

人工晶体京津冀"3+N"联盟集采：2021年11月24日，京津冀医药联合采购平台发布《京津冀"3+N"联盟人工晶体类医用耗材带量联动采购和使用工作方案》，采购品种为人工晶体（硬晶体除外），联盟地区包括北京、天津、河北、黑龙江、吉林、辽宁、内蒙古、山西、山东、四川、重庆、西藏、河南、贵州等省（自治区、直辖市）。

口腔种植体集采：11月26日以来，四川、宁夏、山西等各地正陆续开展历史采购数据填报工作。填报范围为口腔种植体系统，具体包括种植体、修复基台、种植修复配件（含愈合基台、覆盖螺丝、转移杆、扫描杆、替代体、修复基底、基台螺丝、基台保护帽、临时基台）等。

河南三大类耗材带量采购：12月1日，河南省公立医疗机构联盟采购领导小组办公室发布《关于2021年河南省公立医疗机构联盟带量采购拟中选结果的公示》。本次公立医疗机构联盟采购选取止血、防粘连、硬脑脊膜等价格较高、群众反映强烈的高值医用耗材，特别是止血材料、防粘连材料被列入重点治理医用耗材目录。此次联盟采购87家企业参与报名，65家生产企业参与竞价和议价，其中国内企业49家，外资企业16家。通过竞价议价，41家企业拟中选。三类医用耗材议价组平均降幅62.88%，竞价组平均降幅76.64%，其中止血材料平均降幅78.47%，最高降幅92.94%；防粘连材料平均降幅72.21%，最高降幅76.11%；硬脑脊膜平均降幅87.02%，最高降幅88.27%。集中采购结果执行后，预计河南省三类医用耗材采购金额将由每年13.07亿元降至3.97亿元，节约费用9.1亿元以上。

超声刀头十六省集采：12月3日，广东省医保局发布十六省联盟超声刀头集采情况。联盟地区包括广东、山西、内蒙古自治区、福建、江西、河南、湖北、广西壮族自治区、海南、贵州、甘肃、青海、宁夏回族自治区、新疆维吾尔自治区、新疆生产建设兵团、安徽省黄山市等。预采购数量约44万个，涉及中选企业27家，共计38个注册证，产品中选率高达77.14%。超声刀头平均降幅70.11%，最高降幅93%。联盟整体预计年可节约费用近 20 亿元。其中，深圳普汇生产的 3mm 的超声刀从 7730 元降到 545 元，降幅达 93%；属于高端需求的 7mm、5mm 的超声刀均价从 5734 降到 1800 元，降幅达 68.6%。

吻合器、留置针十省集采： 2021 年 12 月 10 日，重庆市医保局发布《关于公示渝琼滇桂青豫新新疆兵团腔镜吻合器和渝琼滇黔宁桂新新疆兵团静脉留置针联盟带量采购拟中选结果的通知》，公布了腔镜吻合器、静脉留置针带量采购的拟中选结果。腔镜吻合器及组件平均降幅为 79.2%，最高降幅达 97.9%。静脉留置针平均降幅为 72.5%，最高降幅达 94.1%。最终拟中选企业 63 家（包含关联企业），中选产品规格型号齐全，特别是当前临床使用的主流企业产品均有中选。

4.2.2　带量采购的价值成效及展望

1.带量采购的价值成效

随着集采的深入推进，集采规则不断优化，质量监管更加严谨，供应保障更为稳定，使用政策更为完善，总体呈现了"价降、量升、质优"的态势。耗材带量采购工作从国家、联盟、省市三个层级入手，改变了全国医用药品、耗材市场格局。带量采购的价值成效有以下四点。

一是药品和耗材虚高价格逐步回归到合理水平。从 2018 年启动带量采购到 2022 年初，国家医保局顺利组织并开展六批药品集中带量采购工作，累计 234 个品种数量，中选药品降价幅度较明显，平均降价可达到 53%。在医用耗材集中带量采购方面，开展了心脏冠脉支架、人工关节两类高值医用耗材带量采购，降价幅度巨大，平均降幅分别为 93% 和 82%。累计三年集采改革节约医保基金达到 2600 亿元以上。从国家医保局对全国药品价格进行监测的数据显示总体药品的价格水平呈稳中有降的趋势，尤其 2019 年、2021 年这两年，药品价格年均降幅达到 7% 左右。

二是临床使用药品、耗材集采药品数量稳定提升，患者用药需求得到释放。在集采药品中，患者使用原研药和通过质量疗效一致性评价的药品的份额从集采前的 50% 上升到 90% 以上。集采后的伊马替尼，患者对该药品使用量增长了 35%，药品可及性和保障性大大加强。

三是推动形成公平竞争、质量保障与创新驱动的行业发展新格局。集采从药品和耗材虚高问题入手，挤掉流通环节的水分，根治了带金销售积弊，通过公开透明、公平公正的竞争方式，净化了医药流通生态环境，逐步完善了医药领域以市场为主导的价格形成机制，引导企业转变销售模式，从带金销售转化为阳光成本。企业通过加强质量和成本控制，减轻了患者就医负担，提供给患者高质量、更优价格的产品。同时，节约的医保基金又能支撑更多创新药进入医保，鼓励企业积极开展产品研发和一致性评价。通过创新发展和一致性评价工作，淘汰不能适应改革的小、散、乱的医药企业，使医药行业进入高质量发展的轨道。

四是以医保战略性购买为支撑点，将"三医联动"改革推向正向加速的改革轨道。充分实践医保基金购买、医保预付等措施，在保障企业回款的基础上，通过结余留用政策，将结余50%奖励给医疗机构，主要用于提高医务人员薪酬待遇，推动薪酬制度改革，按照医、药、护、技、管等不同级别合理设置岗位，综合考虑科研、教学等因素，兼顾学科平衡，向临床一线以及急危重岗位倾斜，调动医务人员积极性，鼓励其积极参与医改，更加关注医疗服务质量，促进提高医疗机构内部管理，促进公立医疗机构高质量发展。

2. 集中带量采购的价值展望

《"十四五"全民医疗保障规划》要求集中带量采购常态化和制度化，并提速扩面，要在2025年实现成为医药采购主导模式的发展目标，建立新时代集中带量采购机制和药品价格形成机制，同时对带量采购进行了五年量化指标，到2025年各省（自治区、直辖市）国家和省级药品集中带量采购品种达500个以上，2025年各省（自治区、直辖市）国家和省级高值医用耗材集中带量采购品种达5类以上。

未来集中带量采购将会有以下六种趋势：一是明确带量采购主要参与方为公立医疗机构，国办发〔2021〕2号和医保发〔2021〕31号等文件要求，未来带量采购的要围绕公立医疗机构为重点开展；二是集采频率提速，针对相似性的品种可以基于既往集采经验逐步提速，基于关节集采的经验将用于脊柱类医用耗材进行集采；三是持续扩大采购范围，优先考虑群众关注较高的慢性病、常见病、骨科耗材、种植牙等，尤其将自费种植牙纳入采购范围，切实解决患者实际困难；四是中央与地方协同分级推进，尤其是省级层面做好国家集采外的品种有效补充；五是单次采购项目的影响范围逐渐扩大，由于价格联动采购逐步扩面，省级联盟的互动加强，影响范围不再限于本次单采，辐射影响力不可忽视；六是常态化开展，优化集采方案，提高精细化管理水平。在实践中不断积累经验并完善规则，如冠脉支架、关节品种特征"一品一策"集采模式，十九省联盟中成药集采对功能主治相近的不同名称药品进行合并集采，引入医疗机构认可度、药品企业供应能力等多个维度建立综合评价体系。

集中带量采购的根本目标在于实现医保基金的战略性购买，但是并不意味着一刀切地采用一套带量采购方案。一是在集中带量采购的价值推进的道路上，不能盲目求量求快，同样要考虑到对生物药、中成药以及耗材特殊性，有些不能或者没有一致性评价作为集采支撑的品种，应考虑产品特点，充分论证、临床参与并精细化组织；二是需要完善质量评估体系，利用大数据平台功能和信息化手段，做好耗材质量监测。如人工关节集采后建立登记系统，追踪完善质量评价体系；三是关注续约。首批产品的采购周期届满后，要提前做好续约工作，确保集采价格稳定，避免出现价格大幅回升的情况。

集中带量采购最直接的效果是减轻患者经济负担，减轻医保基金压力，通过医保结余基金奖励政策促进医疗机构深化现代医院管理改革，通过杠杆的作用撬动"三医联动"，实现医保基金以及医疗收入结构逐步优化，最终实现"腾笼换鸟"，体现医疗价值性。

4.3　医保药品目录改革的价值机制

医保药品目录的调整关系着医保基金的支出和使用，也关系到全体参保患者的切身利益，更是对我国药品生产企业以及供应体系具有重大的影响作用。2020 年 7 月 30 日，国家医疗保障局发布了令第 1 号《基本医疗保险用药管理暂行办法》，该令的发布标志着我国医保药品目录进入了动态调整时代。国家医保局基于医药产业发展和医保基金支付能力下的医保药品目录的动态调整，是实现药品目录结构不断优化、支付更加高效、保障更加公平的一项重要改革任务，也是推进医保药品治理体系和治理能力的重要举措。

医保药品目录调整的总体原则是建立在"保基本"的基础上，量力而行，在"有进有出，腾笼换鸟"的原则下，优化结构，提供保障能力，坚持科学评价，提升药品目录的科学化、精细化和规范化水平，让医保基金在药品支出方面的保障更加有力，基金支出更具有价值性。本节从医保药品目录动态调整、创新药品医保准入以及医保药品目录调整的价值展望三个方面阐述医保目录改革价值机制。

4.3.1 医保药品目录动态调整

1998年，国务院发布《关于建立城镇职工基本医疗保险制度的决定》，我国新医保体系正式开始建立。1999年，在总结各省市执行使用的公费医疗、劳保医疗药品使用目录的基础上，原劳动和社会保障部发布《城镇职工基本医疗保险用药范围管理暂行办法》（劳社部发〔1999〕15号），提出建立《基本医疗保险药品目录》并要求每两年调整一次，新药增补每年进行一次。2000年，我国第一版医保目录正式发布，之后于2004年和2009年开展两次目录调整工作，在调整周期内并未进行原计划一年一度的新药增补。在这一阶段，医保目录逐渐涉及除基本医保之外的工伤保险、生育保险药品，纳入药品种类逐渐增多，同时逐步增加药品限定支付范围，医保基金制度的设计逐渐完善，如表4-2及表4-3所示。

从2009—2017年，除2016年首批国家药品价格谈判纳入三种高价药之外，国家层面未对医保目录进行修订。在这期间，新药进入医保目录前必须临床使用2年以上，因不能及时纳入医保影响了企业对新药的研发动力；部分创新药品需通过地方医保目录进入，但是地方医保目录缺乏统一的管理规则，影响了产品公平竞争；部分创新药疗效好、费用高，地方医保局准入前缺乏对基金可承受性的科学评估以及规范的准入流程等。2017 年之前医保药品目录只增不减，缺乏排除机制，在医保基金收入增速逐渐放缓的大背景下，一部分临床价值不明确的无效、低效药品以及中药注射剂等占据大额医保基金。

表 4-2　我国医保目录发展沿革

年份	名称	颁布部门	变化
2000	国家基本医疗保险药品目录	劳动和社会保障部	与各省市执行使用的公费医疗、劳保医疗药品使用目录重合 80% 以上，注重旧目录在调整变化时用药范围的相互结合
2004	国家基本医疗保险和工伤保险药品目录	劳动和社会保障部	增加工伤保险，对药品适用范围、用药规定等进行规范
2009	国家基本医疗保险、工伤保险和生育保险药品目录（2009 年版）	人力资源和社会保障部	增加生育保险，将基药目录全部纳入甲类，增加部分药品限定支付范围
2017	国家基本医疗保险、工伤保险和生育保险药品目录（2017 年版）	人力资源和社会保障部	通过药品谈判纳入临床急需但是价格昂贵的药品，并增加部分药品限定支付范围

表 4-3　我国医保目录药品数量

年份	西药			中成药			合计
	甲类	乙类	西药总数	甲类	乙类	中成药总数	
2000	327	327	654	327	327	654	1308
2004	315	712	1027	135	688	823	1850
2009	349	791	1140	154	833	987	2127
2017	402	895	1297	192	1046	1238	2535
2019	398	924	1322	242	1079	1321	2643

基于存在诸多问题，我国在开展创新药品谈判准入的同时，加强对医保目录动态调整机制的建设。《2016 年国家基本医疗保险、工伤保险和生育保险药品目录调整工作方案》首次提出建立调整机制，实现动态调整。2017 年国家医保目录共剔除 15 个西药和 11 个中药，主要涉及临床不再使用、自然淘汰的老药，原目录中的重复品种以及临床疗效不明显而不合理使用率较高的品种等。2017—2019 年医保目录动态调整详见表 4-4。2020 年医保目录调整方案则进一步明确将综合考虑临床价值、不良反

应、药物经济性等因素，经评估后将风险大于收益的药品调出医保目录。

表 4-4　我国医保目录动态调整药品数

目录名称	调入品种数		调出品种数	
	西药	中药	西药	中药
2017 年医保目录	133	206	15	11
2018 年基药目录	100	65	20	2
2019 年医保目录	47	101	117	33

2020 年药品目录调整首次实行申报制，即符合本年度调整方案条件的目录外药品才可被纳入调整范围。目录外药品的调整范围实现了从"海选"向"优选"的转变。2021 年医保药品目录调整总结在既往调整的经验基础上，结合实际工作，动态调整工作呈现三大特点。一是建立明确的评审标准，即：①明确了目录外药品的 4 个申报条件，2016 年 1 月 1 日至 2021 年 6 月 30 日期间，经国家药监部门批准上市的新通用名药品、适应症或功能主治发生重大变化的药品、与新冠肺炎相关的呼吸系统疾病治疗用药，纳入《国家基本药物目录（2018 年版）》的药品；②明确了目录内和目录外药品适应症或功能主治发生重大变化的申报条件；③明确了拟调出目录药品的重点范围。二是完善评审指标，提升科学评审水平。建立完善的药品评审指标体系，评审工作更加科学规范、公平公正。在专家评审阶段要经过三大环节评审论证，即综合组评审、专业组评审、综合组论证。其中综合组评审环节需形成拟直接调入、拟谈判调入、拟直接调出、拟可以调出、拟调整限定支付范围 5 方面药品的建议名单。三是多方参与，广泛听取学会、协会、企业等对目录调整的意见，同时加强与企业沟通交流，解疑答惑，提高透明度。

基于以上调整思路，2021 年药品目录共计 2860 种药品，其中西药 1486 种，中成药 1374 种，中药饮片 892 种。对 117 个药品进行了谈判，谈判成功 94 个，成功率 80.34%。其中，目录外 85 个独家药品谈成 67 个，成功率 78.82%，平均降价 61.71%。重大疾病治疗以及特殊人群的用药可及性提高，平均价格大幅下降，尤其是新型抗肿瘤药物以及罕见病用药通过谈判进入医保目录，特别是 2021 年医保谈判成功的罕见病药品全部降至 30 万元以下，让患者用药得到了良好的保障。

4.3.2　创新药品的医保准入

1. 我国创新药品的医保谈判准入

在我国，创新药的可获得性和可负担性问题，一直是人民群众关注的核心。与世界其他国家相比，我国创新药在 2017 年之前存在价格相对较高、进入医保目录数量少、可负担性差、进入目录时间较长等问题。2001—2014 年，我国共审批一类新药 119 种，但同期进入医保目录的仅为 24 种，占全部审批品种的 20.2%。以抗癌药为例，2017 年在一项针对中国、美国、英国、澳大利亚、南非、印度、以色列等 8 个国家抗癌药价格的比较研究中，我国药品价格的绝对值按汇率计算仅次于美国，高于英国、澳大利亚、以色列等发达国家，而通过人均 GDP 计算的可负担性却位列倒数第二位，仅高于印度。另外，我国创新药审批后进入医保平均等待时间较长。2017 年，我国谈判成功进入医保的 36 种药品自审批上市之后进入医保的平均时间为 54 个月，大大高于日本、澳大利亚和我国台湾地区。随着我国药品价格谈判地持续推进，在消化存量后，新药进入医保等待时间大大缩短。2021 年，通过谈判进入医保的新药平均等待期为 17 个月，与亚太地区发达国家基本持平。部分国家和地区创新药医保准入情况对比见表 4-5。

表 4-5　部分国家和地区创新药医保准入情况

部分国家和地区	年份	新上市药品数量	当年纳入医保比例 /%	创新药进入医保平均等待期
日本	2014	58	93.1	3 个月
	2015	44	95.4	2 个月
	2016	48	91.7	2 个月
	2017	42	95.2	2 个月
	2018	21	90.5	3 个月
澳大利亚	2014	39	17.9	16 个月
	2015	35	5.7	13 个月
	2016	42	4.8	14 个月
	2017	34	3	16 个月
	2018	30	20	8 个月

部分国家和地区	年份	新上市药品数量	当年纳入医保比例 /%	创新药进入医保平均等待期
中国台湾地区	2015	32	0	21 个月
	2016	58	6.9	14 个月
	2017	62	11.2	14 个月
	2018	30	10	13 个月
中国大陆	2014	9	0	—
	2015	4	0	—
	2016	2	0	—
	2017	22	13.6	54 个月（36 种谈判药）
	2018	29	10.3	10 个月（17 种抗癌药）

随着我国疾病谱的改变，恶性肿瘤、糖尿病等疾病发病率显著上升，人民群众对于安全性更高、疗效更加显著的创新药需求大大增加。为了满足人民群众日益增长的需求，对专利药、创新药等独家生产品种开展价格谈判的思路逐渐被决策者接受和采纳。药品虽然为一种特殊商品，但其供需仍然遵循市场规律，专利药品和独家生产品种具有卖方唯一、无替代品、独自定价、存在进入门槛以及价格歧视等多种特征，在无干预的市场竞争且买方力量较弱时，厂家倾向于使其价格高于市场均衡价格或者通过价格歧视获取利润。对于普通药品，市场均衡价格将会保证患者需求等于边际成本，生产者以 Q_1 的产量生产价格适当的产品，但若市场完全被垄断，垄断者的需求成为了整个市场的需求曲线，当边际收益等于边际成本时，垄断者实现利润最大化，此时产量低于 Q_1 而价格高于 P_0，见图 4-1。通过实行价格歧视等政策，垄断者还能进一步实现利润最大化。当患者的医保基金代理人参与议价和谈判时，买方力量增大，市场范围变大，两者均可以促进垄断者降低价格以获取更大的市场。

早在 2015 年国务院办公厅发布的《国务院办公厅关于完善公立医院药品集中采购工作的指导意见》（国办发〔2015〕7 号）中即明确提出将利用谈判机制降低药品价格、提高患者可负担性的策略应用于专利药和独家生产药品上。在此基础上，人社部于 2016 年公布我国首批国家医保价格谈判结果，历时半年的谈判过后，5 种入围产品中共有 3 种谈判成功，替诺福韦酯、埃克替尼、吉非替尼 3 种谈判药品降价幅度分别达到 67%、54%、55%。在此之前，浙江等地也曾通过省级或者省级联盟的形式，对于专利药、独家生产品种以及特药等进行谈判。浙江省 2015 年谈判结果使药品价格比全国最低价下降 19.27%，浙江省本省销售平均价下降 35%。2016—2020 年，人社部和国家医疗保障局已经先后开展五次国家药品价格谈判，从药品筛选、专家审评再到谈判议价，我国的药品价格谈判流程也在不断走向成熟。

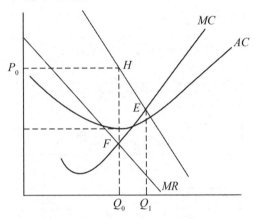

图 4-1　药品独家品种定价机制

2. 其他国家创新药准入及医保目录调整情况

在世界范围内，创新药医保准入同样是各国政府关注和改革的重点之一。目前，各国一般通过药物经济学评价，将通过评价的新药直接纳入医保目录，将大多数疗效好、安全性高、价值合理的创新药纳入报销范围。

（1）英国

在英国，卫生技术评估（HTA）被视为医保目录筛选用药的主要依据。英国采用医保负面清单政策，凡是获得药品和保健品监管机构市场准入的药品，上市之后均被默认纳入国民卫生服务系统（NHS），之后由隶属卫生部的国立健康研究创新观察所（NIHRIO）委托国家健康与临床优化研究所（NICE）开展卫生技术评估（HTA），将疗效较差但费用相对较高的药品纳入医保负面清单并不予报销。英国的 HTA 分为三种，为单一技术鉴定（STA）、多技术鉴定（MTA）以及快速技术鉴定（FTA），分别对应单一药物、单一适应症的评估，单一或多种药物、技术应用于多种适应症的评估以及满足一定要求药物或者技术的快速评估，时间范围最短分别为 43 周、60 周以及 32 周。

一般情况下，英国国家医疗服务体系（NHS）给予报销的药品具有以下特征：①药品对患者益处显著，具有临床价值；②药品与 NHS 体系中的推荐治疗用药在价格上有较大差异；③药品使用有恰当的证据支持。其具体流程如图 4-2 所示。

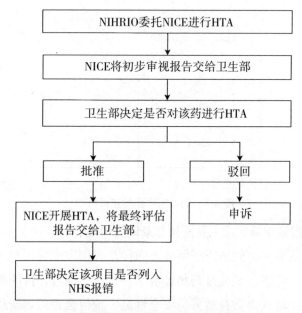

图 4-2　英国 NICE 药品准入流程

一般来说，NICE 的最终结果包括 5 类，为推荐、限制使用、限研究中使用、用于癌症药物基金以及不推荐使用。2000—2018 年 1 月，762 个推荐结果中，81.2% 的项目为推荐、限制使用或者用于癌症药物基金。一般来说，药企需要提交给 NICE 的材料包括成本效果研究和包含患者人群、模型结构、对比方案、参数等的药物经济学模型。

（2）美国

美国的医疗保险主要由联邦政府管理的医疗照顾（Medicare）和各州

政府管理的医疗救助服务中心（Medicaid）组成，后者由法律规定必须对所有药品报销，因此不涉及药品目录调整问题。Medicare 的药品保险部分，即 Medicare PartD 的药品目录则会定期根据临床治疗格局发生变化。一般来说，Medicare 医保目录调整工作分为年度性大范围以及季度性小范围目录调整，所有医保目录的有效期均为一年，以每年的 1 月 1 日开始，12 月 31 日结束，见图 4-3。同时为了确保药品可及性和医保目录的稳定性，美国的医保目录在一年的周期内一般不允许移除药品，只能增加药品。医保目录年度调整一般发生在年初，由药品生产企业向保险公司提交事前准备的临床资料以及经济学资料。临床资料和真实世界证据一般在医保目录生效前一年内截止。保险公司通过内部的委员会对企业提交的药物经济学资料、发表文献等进行审核，一般在 1 个月左右即可对所有申请的药品作出最终的医保决策，并于 6 月 1 日前确定最终药品目录并提交联邦医疗保险和辅助服务中心（CMS）进行审核。除了年度调整之外，医保目录也会进行季度性调整，每次调整一般涵盖 3 ~ 5 个治疗领域，以每年或者每两年对所有药品均有调整和更新的机会。一般来说季度性调整幅度较小，一般为将原研药替换为仿制药、药品登记变更或者调入突破性新药。

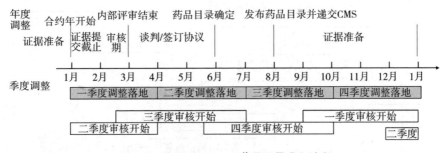

图 4-3 　美国 Medicare 药品目录准入流程

（3）日本

日本为全民提供医疗保障，政府是最大的医保管理者，医保类别分为国民健康保险、健康保险、共济组合以及后期高龄保险等。在日本，未纳入医保的药品不能报销，市场销量一般极小。日本医保目录全名为《药价基准清单和仿制药相关信息》，主要内容有品目表和价格表。按照日本相关规定，保险医生在提供医疗服务时，原则上必须使用医保目录内的药品，可供选择药品的范围即为品目表。为了保证医生有足够的品种可供选择，日本医保目录基本上覆盖了所有处方药物，但是并不包括体外诊断试剂以及治疗脱发、勃起障碍等改善类药品。价格表由厚生劳动省统一制定，每两年调整一次，类似于我国医保目录中对每种药品自定的医保支付价。全国各地的医疗机构、诊所或者药店必须按照价格表规定价格销售医保目录内的药品。目前，医保价格目录中所有药品已达16000多种，包括所有产品（商品名）的价格。

日本医保目录调整频率较高，其中创新药在获批之后，于每年的2月、5月、8月、11月有4次准入机会，原则上会在获批之后的60天内得到评估。新剂型和规格每年有2次审定机会，其中新报告药品（改变剂型或者规格）和新预充式（目录内药品的预充化）药品于每年的5月和11月有两次准入机会，新仿制药于每年的6月和12月有两次准入机会，准入流程见图4-4。与创新药相比，非创新药的准入流程较为简单。与此同时，药品进入医保目录后除非市场上有更好的产品大量替代原有产品，或者因

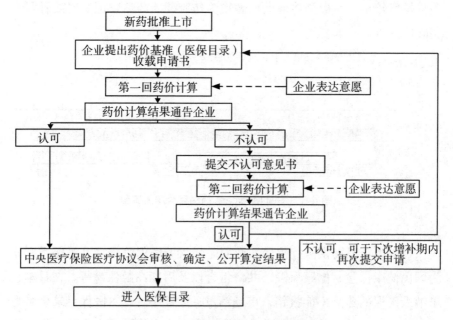

图 4-4　日本创新药医保目录准入流程

为药价过低、原料药价格过高等情况企业无法保证供应、药品出现严重副作用等情况外，原则上不会被移除。2017—2019 年，日本医保目录每年退出通用名数不多，基本保持在 20 ～ 30。其中大部分药品退出的原因是因为药品过于陈旧、市场份额不高、原料药涨价无法供应或者不良反应等。

（4）澳大利亚

澳大利亚自 1948 年开始通过联邦政府集中运营的药品福利计划（PBS）满足群众用药需求。目前，澳大利亚的 PBS 项目覆盖了九成以上的药品市场，形成了强大的买方力量，如果药品未能进入 PBS 目录，意味着市场容量不会很大，因此 PBS 的目录准入以及针对创新药物的价格谈判对企业具有很强的吸引力。

一般 PBS 药品目录分为两类：一类目录主要涉及专利药，该类药品在目录中没有其他生物等效性药品可以替代；二类目录为存在竞品的专列过期的仿制药品。一般来说，PBS 目录准入采用申报制，相关企业每年有三次申报机会，通过向药品福利咨询委员会（PBAC）提供相应材料，充分证明药品的安全性、有效性、经济性和预算影响之后，由委员会向卫生部门做出是否列入 PBS 目录以及列入目录的合理价格推荐。对于首次列入或者申请增加适应症的药品，平均经 2.43 次申请之后方可通过 PBAC 得到推荐。

创新药在获得 PBAC 推荐之后，由药物福利价格委员会（PBPA）结合 PBAC 的价格推荐以及企业的药物经济学评价资料，与企业开展谈判，最终确定 PBS 药品目录的收录价格。一般来说，PBPA 每年会在 4、8、12 月召开三次年会，年会期间，PBPA 秘书处与企业就纳入目录价格开展前期谈判和测算。每次年会之后，由秘书处向企业传达对于申请价格的最终决定，企业可就是否接受价格做出反馈，双方达成一致之后，次月即可公布价格。

药物经济学评价在澳大利亚创新药谈判中的作用尤其突出，自 1993 年起，澳大利亚在药品申请进入 PBS 目录时强制要求企业提交药物经济学评价报告，并结合统计学等同学科综合评价药品的安全性、有效性和经济性，内容设计成本效果评价、增量成本效果评价、成本最小化评价以及费用影响分析等。与此同时，澳大利亚医保目录历史上并未有过系统性的大面积调整，在医保目录的列入、价格和使用过程中，企业可以选择主动退出，实现动态管理。

3. 我国药品准入机制逐渐完善

2017 年，随着人社部公开征集医保目录调整机制意见建议，我国医保目录动态调整机制开始逐步形成。同年 7 月，第二批国家药品价格谈判结果公布，44 个谈判药品中 36 个品种谈判成功，平均降幅 44.0%，包括 31 个西药和 5 个中成药，其中以肿瘤用药居多。本次药品价格谈判基本奠定了两个专家组综合测算医保底价的模式，即药物经济学专家组运用循证和药物经济学方法综合分析药品临床价值和性价比，医保基金测算专家组则通过测算谈判药品进入医保目录后对不同地区基金的影响对药品出具评估报告。综合两个专家组的测算结果之后，谈判部门将得到医保方的谈判底价。这是卫生技术评估首次在国家药品价格谈判中得到应用，并且在之后的谈判中越发重要。同时，药品价格谈判中对卫生技术评估相关方法的应用也促进了这一学科在我国的规范化、科学化建设进程，推动了学科发展。药品的价值得到了政府相关部门、厂家和学界的重视。国家医疗保障局成立之后，医保目录调整相应职能随之划归医疗保障局。2018—2020 年间，国家医疗保障局三次开展国家药品价格谈判，实现了医保目录调整频率的大幅加快。历年国家药品价格谈判结果见表4-6。2018 年，国家医疗保障局在成立近半年之后针对 18 种抗癌药开展药品价格谈判，最终 17 种成功进入医保目录，平均降幅 56.7%。2019 年我国医保目录调整和谈判药品准入机制已经基本成熟并形成体系，其调整时间轴见图 4-5。2019 年起，通过价格谈判进入目录的药品数量逐渐增多，涉及范围也逐渐增大，从 2017 年、2018 年药品价格谈判覆盖品种以肿瘤药为主，转变为罕见病、肝炎、糖尿病、风湿免疫、儿童用药、生物药等均有覆盖。

鉴于国家药品谈判药物的特殊性，其适用范围和医保支付标准均有严格要求。从各省落地政策来看，大部分省份均严格执行了国家医保目录版本的限定支付范围要求。以 2017 年国家药品价格谈判为例，24 个省份执行要求与国家版本保持一致，部分省份对要求进行了修改或者微调。在 2016 年谈判结果执行初期，部分医院受限于总额控制和药占比要求等，谈判药品进院受到一定限制，在一定程度上影响了患者的药品可及性。从 2017 年起，各地对于总额控制和药占比限制的规定逐渐明确，部分省份规定谈判品采购额度单列或者明确不计入药占比。为了打通"最后一公里"，国家医保局督促各省医保局加强管理，通过合理调整医保年度总额等方式推动谈判药品在院端落地。同时与卫生健康委出台"双通道"政策，即定点零售药店与定点医疗机构共同纳入保障体系，患者可以在定点医疗机构与定点零售药店享受相同的报销政策，让患者在定点零售药店第一时间拿到暂时不能进入医疗机构的谈判药品，享受同质化的医疗保障服务。为了将谈判药品配药情况更加公开透明，国家医保服务平台开通谈判药品配备机构的查询渠道，向社会公开发布定点医疗机构和定点零售药店的药品配送信息，方便患者便捷就医购药。

表 4-6　国家药品价格谈判结果

批次	谈判品种数	谈判成功品种数	降幅 /%
2017 年	44	36	44.00
2018 年	18	17	56.70
2019 年新增	119	70	60.70
2019 年续约	31	27	26.40
2020 年目录外	138	96	50.64
2020 年目录内	24	23	

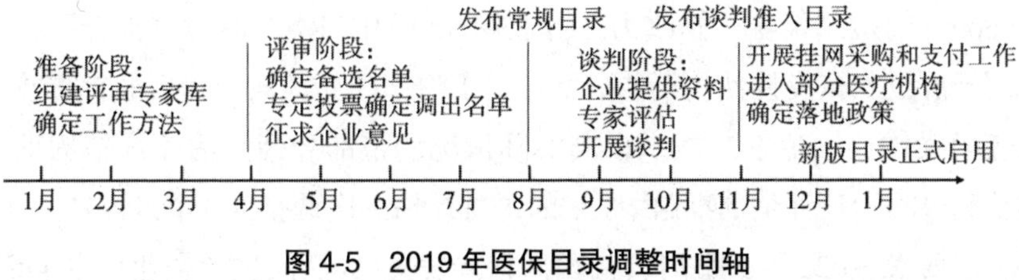

图 4-5　2019 年医保目录调整时间轴

随着"双通道"工作推进，江苏、江西、山西、新疆等省份及时根据实际情况，对"双通道"药品范围及时动态调整。在多方举措确保谈判药品落地的同时，各级医保局加强药品使用的监测机制及目录调整机制，多方保障提升谈判药品供应保障能力和水平，最大程度地满足患者合理用药需求。

江苏省：2022 年 4 月 20 日，江苏省医保局发布《关于调整部分国谈药"双通道"管理及单独支付的通知》，自 2022 年 5 月 1 日起对部分国谈药管理方式做两个方面调整。一是将国家新版目录中新增的国家谈判药品（包括常规目录中调入谈判药目录的药品）纳入拟调入范围，二是将谈判协议期满且转为常规目录管理的药品以及协议期满未成功续约的谈判药品纳入拟调出范围。如将国家医保谈判药目录中的艾曲泊帕乙醇胺片调入"双通道"管理及单独支付名录，将国家医保谈判药目录中的盐酸埃克替尼片调入"双通道"管理及单独支付名录。

山西省：2022 年 1 月 29 日，山西省医保局发文将 2021 年国家新增谈判药品中的醋酸艾替班特注射液等 36 个药品，协议期内谈判药品中的艾曲泊帕乙醇胺片、马来酸阿伐曲泊帕片，医保乙类目录中的利鲁唑等 8 个药品，纳入山西省省特药范围。司维拉姆、碳酸镧不再按特药管理，纳入门诊慢特病用药范围。

新疆维吾尔自治区：2022 年 4 月 15 日，新疆维吾尔自治区医疗保障局发文动态调整"双通道"管理特殊药品目录和用药认定标准：调整贝伐珠单抗联合用药支付范围，将适用于肢端肥大症的注射用醋酸奥曲肽微球、限绝经后妇女的重度骨质疏松症的地舒单抗（60mg）调整出"双通道"恶性肿瘤特殊药品支付范围；按照新疆检验实际情况调整药品所需证明材料，将艾考恩丙替片、比克恩丙诺片"可选择提供 HIV-RNA < 50cop/ml 的检测报告"修改为"可选择提供 HIV-RNA 的检测报告"；新增用于肝豆状核变性使用药物，增加用于治疗肝豆状核变性药品青霉胺、二巯丙磺钠、二巯丁二酸，根据实际情况调整部分药品治疗评估周期，调整利鲁唑治疗评估周期，由原来的每月评估一次调整为 3 个月评估一次。

江西省：2022 年 3 月 7 日，江西医保局发文，经药品生产企业自主申请，拟将"环硅酸锆钠散"调出"双通道"药品名单，按国家医保谈判药品乙类管理。

4.3.3　医保药品目录调整的价值展望

1. 医保药品目录调整更加协同

从 2017 年医保目录动态调整机制逐渐成形以来，我国医保药品目录的调整间隔逐渐缩短，从 2017—2019 年的两年间隔，缩短为 2019—2021 年的一年间隔，形成常态调整机制。持续消减省级增补药品，2022 年实现全国基本医保用药范围基本统一。同时，在 2016 年与 2018 年分别进行了补充调整，基本上保持创新药每年均可准入。虽然与美国、英国、澳大利亚等国家相比，我国医保目录一年一次的动态调整频率仍然稍显逊色，但未来可以预见随着药品价格谈判制度的进一步发展以及我国创新药上市品种逐渐增多，医保目录动态调整及药品价格谈判频率将逐渐加快。未来可以充分借鉴国外目录调整的经验以及地方性经验，探索建立适合我国医疗保障体系的医保药品目录调整规则以及指标体系。尤其在医保药品目录动态调整的先行经验基础上，对医用耗材、医疗服务项目逐步统一规范，建立动态调整机制，"三目"动态调整并驾齐驱，机制和规则更加协同，基金使用更加安全，基金使用效果更具价值。

2. 评价体系更加标准化、科学化

为了将临床价值更高、患者获益明显、经济性评价更优的药品纳入医保目录，需要建立更加完善的医保药品目录调整规则和评价体系，尤其要对药品目录实际使用情况进行监测以及新纳入医保目录的创新药进行评估。

其中卫生技术评估成为目前新药纳入医保目录前开展的医保准入谈判和确定支付标准的重要手段。在过去医保目录的调整过程中，新药一旦被遴选纳入医保目录，由于专利期或者独家垄断状态，很难建立起医保目录内相同适应证的其他药品之间的支付关系。由于新药是否纳入医保与医保支付标准没有必然关系，医保局很难对药品价格进行有效干预。国家医保局成立以来，以卫生技术评估证据作为切入点，将其作为谈判及确定支付标准的重要依据。新药想进入医保药品目录，首先需要由企业提交卫生技术评估证据，通过专家评审，综合考虑药品价值以及基金

承担的金额等多方面因素进行谈判。谈判的核心是决定该药品进入医保后的支付标准。卫生技术评估作为医保目录准入与支付标准确定的核心环节，成为医保目录动态调整中轴。但是不可回避的是，卫生技术评估学科在中国起步较晚，实际操作层面仍然有许多亟待解决的问题，符合中国国情的阈值仍然没有一个确定的标准。具有类似问题的还有罕见病药物，目前许多国家对于罕见病药物进入医保有一定的预算，但我国的罕见病药物仍然是按照实际医保基金支出进行回顾性测算。因此关于罕见病药物对于医保基金的"性价比"应该通过何种方式开展评估，值得继续探讨。

3. 药品目录管理与支付标准逐步衔接

新药进入医保药品目录前，明确药品支付标准是关键的一步。通过明确支付标准，从源头上确保未来医保基金支付能力。尤其高值药品如果想要纳入医保支付，价格谈判成为绕不开的关键。但是随着通过价格谈判纳入医保目录的药品逐渐增多，受益患者人群逐渐扩大，医保基金的支出压力与日俱增。在保障患者能享受价格谈判的利好政策的同时，医保局需要制定科学合理的配药政策和支付政策，确保各统筹区医保基金运行安全。在满足临床用药需求的前提下，医保局以谈判药品、集中带量采购药品和"两病"（高血压、糖尿病）用药支付标准为切入点，逐步推动药品目录管理和价格支付标准过渡和衔接。通过对药品目录调进调出动态管理和支付标准的逐步衔接，对进入目录的高值药品再次谈判降价，置换出价格空间，使更多具有价值性的药品纳入医保，实现药品目录的不断调整和优化。

4. 临床用药逐步回归价值化

随着医保药品目录的不断调整和优化以及医保局对药品的改革推进，医保药品目录对临床用药的指导性明显加大。经过近年来医保对药品的系列改革举措，通过监测数据可以看出医保目录内药品的金额和用量不断上升，医疗机构在临床用药过程中也会优先选择目录内药品，保障了各类患者用药的可及性和经济性，也更好地满足患者对疾病防治的需求。既往重点监控的药品被踢出目录后，用量大大降低，临床用药趋于合理，患者经济负担减轻，避免了可医保基金的浪费。对医疗机构来说，药品成本降低，内部收入结构逐步合理，尤其是集采药品费用显著降低，医保基金使用更加高效，置换出更多价值空间以保障其他方面。总体来讲，在医保药品目录的动态调整机制以及相关政策的干预下，医疗机构的药品使用遵循医保药品改革的方向和步伐，逐步调整并趋向价值化，朝着正向的改革推进。

4.4　医保战略购买对医疗服务市场的影响

总体来看，医保价值型购买的战略转向目标远不止是短期内的降低医保负担、提高群众可负担性，更多在于通过重塑利益机制，撬动价值杠杆，引领行业的价值导向发展，最终促进中国医药及耗材做大做强，人民健康得到有效保障。在这一过程中，国家相关部委通过带量采购和价格谈判的政策组合拳，初步实现了对于我国医药卫生行业格局的重塑。经过有效探索，带量采购和国家药价谈判以及取消药品加成、药品审评审批改革等一系列政策，在重塑行业格局、实现行业价值回归方面已经产生了初步的成效。

4.4.1　药品生产企业——让药品回归价值

从药品生产角度来说，药品生产企业的生产成本由直接材料、直接人工和制造费用三大部分组成，其中制造费用涉及企业在药品生产过程中发生的间接费用，如生产线折旧、车间管理人员薪酬、产品专利权等无形资产摊销。对于药品生产企业来说，先行垫付各项生产成本，最终通过药品销售收入进行补偿。因此，药品的销售收入必须超过生产成本，否则销量越大，亏损越多。从药品生产企业营销角度来说，营业成本包括生产成本、销售费用、管理费用、财务费用等主要组成部分（图 4-6）。同时，对于想要通过一致性评价的企业来说，过评成本同样价值不菲。

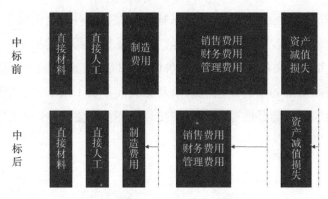

图 4-6 带量采购中标企业成本结构变化

带量采购影响的不仅仅是原研药和中选企业，对于同通用名未过评企业和同治疗领域药品同样堪称一次"降维打击"，被纳入带量采购的同品种所有药品的价格均有可能受到连带影响。因此，对于有实力进行一致性评价的企业，提升产品质量、降低药品成本成为了企业"突围"的不二法门。对于所有仿制药企来说，过评的利益是巨大的。在原有利益机制下，企业中标仅仅得到了一个价格，是否进院、进院后使用量仍然需要一支庞大的商业团队或者学术推广队伍来进行维持，销售费用居高不下。如果仿制药中标带量采购，采购量已经有所保障，从企业营业成本的角度来看，首先节约了前期调研、考察、宣传以及市场投入费用，同时将成本的重点放在提升质量、按时供货以及进一步的研发。因此，带量采购有效地促进了企业从市场推销导向向药品质量导向的转型，实现了价值导向。以降血脂药为例，经过带量采购降价之后，我国药品价格基本与美国仿制药价格保持一致，逐步回归价值本源；同时过期专利药在仿制药降价压力之下，也终将迎来专利悬崖。无质量层次区分时代仿制药和原研药通过重销售取得利润的发展模式时代渐行渐远。

从长远来看，仿制药价格的持续下降将会成为市场的长期趋势，带量采购品种范围的持续扩大也将一步步挤压中小药厂的生存空间，间接促进药厂集中度提高。同时，自产原料药的生产企业保证成本稳定可控的可能性更高，而购买原料药的生产企业在面对国际市场原料药价格大幅波动时，生产成本变动剧烈，不利于药品质量的保证和企业的可持续发展。

在医保基金增量有限的情况下，医保支出结构调整成为必然。在"腾笼换鸟"的制度设计下，随着国家药品价格谈判趋向制度化，国家医保目录调整频率逐渐升高，创新药进入医保目录迅速放量的机会越来越大，其医保支出占比将持续升高。而随着带量采购日趋常态化，通过扩大仿制药的生产和销量赢取微薄利润愈发不能满足企业的需求，有条件的企业将逐步从原来重销售的发展模式走向重研发的发展新思路，从长远来看将推动我国医药卫生事业长期向好发展。带量采购开展之后，我国药品企业研发费用已经显著增加。根据 wind 统计数据分析，2018 年我国市值前 100 医药上市企业研发费用达到 356 亿元，增幅超过 40%。

创新药代表一个国家的自主创新能力，作为世界第一大原料生产国和出口国，我国有巨大的药品市场，但是对新药的研发能力尚为薄弱，虽然创新药品在研发投入的资金、技术等方面在用力追赶，但是随着药品审评审批制度的改革，我国医药生产企业创新导向发展的趋势逐渐强化。自 2016 年药品审评审批改革以来，我国生物制品和化药临床试验数量屡创新高，新药申请数量也节节攀升（图 4-7）。带量采购和国家药品价格谈判无疑也为我国开启药品生产企业的大创新时代提供了足够的价值引领。与此同时，随着我国药品审评审批体系与国际接轨趋向深化，国内大型仿制药企业走出国门、面向海外将成为常态。

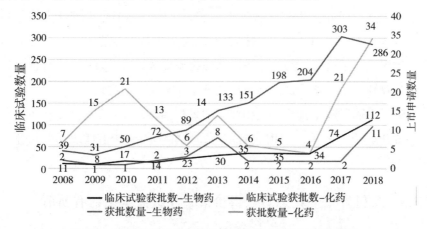

图 4-7 生物制品和化药新药申请数量和临床试验获批数

4.4.2 耗材生产企业——形成良性医疗器械生态圈

医疗器械行业存在较为严重的同质化生产，医用敷料、注射器、采血管等低值耗材以及做生化的生产厂家较多，良莠不齐、重复建设，整体拉低了行业水平，资源浪费很大。通过市场优胜劣汰的周期较长，需要较长的时间消化或重组。随着留置针、骨科耗材、人工晶体等开始进行带量采购的推进及品种扩围，大约2—3年时间会完成行业的洗牌，缺少生产力和技术优势的企业将逐步消失。

带量采购从很大程度上促进了医疗器械专业化、合理分工的形成，也促成良性发展的医疗器械生态圈。生产企业需要积极适应新的销售模式，迅速找到新生态圈中的角色。由于带量采购的产品会接近成本价中标，正确客观地评估企业自身的优劣势是在该竞争背景下应建立的新发展逻辑和思路。面对带量采购，企业要对产品的成本管控更为精准，对产品的成本分析更加精确，基于精确的成本分析才能完成合理的报价，并且顺利地完成集采量，避免出现入不敷出的情况。长期来看，企业在守住成本的同时还要立足长远，加大产品研发，从"成本型"向"价值型"转型，摆脱价格类型的低端竞争，减少政策性的改革冲击。同样，不具有研发型或市场拓展型的企业在集采背景下也要积极应对，寻找市场发展空间。如市场营销较为薄弱的技术型企业是否考虑重点专注产品研发；生产能力强的企业是否重点发展贴牌加工，成为已经中标但是生产能力不足的企业的生产线；品牌能力和销售能力强的企业是否专注市场开发；大型商业集团公司是否可做第三方医疗器械物流配送。避开短板，发挥优势，避免重复性投入和建设是近期医疗器械企业需要面对的现实。

带量采购对药企行业一次相对大的政策调整，有助于行业尽快革新，企业要积极应对改革，明确战略定位，共同参与到价值性改革的行业发展中。

4.4.3 支付方——让患者获得价值，让医保基金物有所值

基于价值医疗的理念，患者始终是医疗系统的核心，患者的健康能

否得到有效保证、患者的利益能否得到有效保护、患者的治疗方式能否体现价值理念均是评价改革是否成功的基本要素。无论是带量采购政策中将一致性评价作为入场门槛，还是国家药品价格谈判中通过药物经济学评价，将效果好、价格合理的药品纳入医保目录，患者的健康水平与经济负担始终是政策考虑的核心要素。医保基金作为患者权益的重要代理人之一，通过战略性购买的方式整合买方力量、降低用药成本、保障用药质量，具有天然的优势和义务。以带量采购政策和医保价格谈判政策为核心的医保战略性购买充分发挥了价值引导的作用，改变了原有单纯关注价格和成本控制的改革模式，转向通过市场机制保障患者的利益。在微观上通过明确采购量、保证使用比例的竞争性招标模式，改变原有药品的带金销售模式，使患者能买到质优价廉的药品；通过药品价格谈判的模式，将有价值、有效益的药品纳入医保，保障群众吃到创新药。在宏观上通过发挥医保战略性购买的价值引领作用，促进行业转变发展模式，从原有的销售主导的带金销售模式转向研发主导的创新模式，有利于我国医药卫生事业的长期发展，同时也有利于群众医疗水平的不断提高。

从现有研究来看，多种慢性病、罕见病和肿瘤疾病等与群众生命健康安全切实相关的药品均列入带量采购或者通过国家药品价格谈判进入医保目录，群众的用药负担大大降低，药品的质量安全有所保证。站在医保基金的角度，在带量采购机制和药品价格谈判机制的共同作用下，药品市场的供方诱导需求现象有所遏制，卫生资源浪费情况已有所改善，医保资金的可持续性得到了保障。带量采购这一模式也得到了地方医疗保障部门的充分肯定，各省或者省级联盟纷纷开展地方药品、耗材带量采购，涉及药品种类繁多。同时医用耗材带量采购的探索也在稳步推进。可以预见，随着医保战略性购买覆盖品种不断扩大，制度设计不断科学化，群众生命健康安全和医保基金资金安全的保障效应将会日益巩固。如何将医保战略性购买更好地与支付方式改革相结合，进一步理顺利益机制，如何与分级诊疗理念相结合，更好地融入医药卫生体制改革中，仍然需要支付方进行不断的尝试与探索。

医保部门不再是医疗机构的"出纳"和"会计",而是通过传导利益机制,进而起到引领全链条价值,减少低价值的医疗卫生支出,迎合高价值的创新药、医疗器械和创新服务,从而引领产业链以价值为导向、以创新为动力的良性发展模式。正如医疗保障局副局长陈金甫所述,"医保购买不仅是当下的值与不值,而是买未来中国医疗的强与不强。"购买力量的聚合不仅仅为理顺当前利益机制提供了契机,更为中国医疗行业未来的创新发展带来了动力。

（孙言、张南、杨莉）

第 5 章

价值导向下的新浪潮

——医疗产业的创新与展望

在全球老龄化以及经济增长的发展背景下，人们对健康有了更进一步的需求。有预测显示全球年度销售额预计以每年 5% 的速度增长，到2030 年预计达到 8000 亿美元，医疗产业市场竞争关系和竞争规则也随着医疗价值性的发展开始发生变化。"价值型竞争"成为市场的核心关注点。

在我国，2016 年世界银行、世界卫生组织和我国财政部、原国家卫生计生委、人力资源和社会保障部共同发布了研究报告——《深化中国医药卫生体制改革，建设基于价值的优质服务提供体系》。这份报告提出我国医疗改革的方向要从"数量"走向"质量"，需要将健康结果作为未来医疗市场的发展重点和引导方向，要向"价值医疗"发展。"价值医疗"的实现需要医疗产业上下游，即药械企业与医疗机构共同参与，共同为患者的健康努力。需要药械企业承担起社会责任和道德义务，在治疗方法、药品、产品上为患者提升治疗价值，在产业链中贡献价值。本章节从价值为导向的市场竞争中企业的发展思路、成功案例以及价值型市场展望几个方面进行阐述。

5.1 价值为导向的市场竞争

5.1.1 价值型市场的确立以及发展

价值医疗最初的出发点和最终的落脚点都会落在患者身上，这是"以患者为中心"的价值型医疗的根本。治疗方案是否对患者具有价值性，药品、耗材是否对患者的疾病转归贡献了高价值，都将成为医疗市场竞争的关键。尤其随着国家医保局战略性购买的改革推进，医疗产品价格会逐步走低，企业利润逐步减少。如果想获得可持续的竞争优势，企业需要转换经营模式和角色定位，即淡化商品性，从解决医疗问题入手，把产品"价值"作为核心竞争力。毕马威发布的《医疗器械行业2030年前景展望》中对未来医疗产业的发展提供了以下三点发展策略。一是重塑业务和运营模式。把智能产品充分组合在产品或者服务中，积极影响治疗过程，与客户、患者和消费者建立联系。提供超越设备的服务，把成本向智能价值转移；二是重新定位。分析现存市场情况，对新进入者、新技术、新市场进行评估定位；三是重构价值链。确立企业在价值链中的位置，挑战传统思维。同时强调要在实力中竞争、在颠覆思维中取得成功，避免陷入单一商品化的思维模式。这份报告客观分析了药械行业动向，剖析了价值型市场的必然性。

5.1.2 价值型企业的发展思路

1. 在数据中建立客户间的紧密联系——飞利浦

飞利浦把智能结合到产品组合和服务中，积极地影响治疗过程，并与客户、患者和消费者建立联系。飞利浦用数字医疗平台在健康生活、预防、诊断、治疗、康复和家庭护理等广泛领域，建立起"价值型医疗"模式，以"患者"为中心，延长医疗服务场所。即将医院向家庭延伸，利用医疗数据对客户、患者建立紧密联系，实现医疗数据的持续性联通和整合。在这个覆盖全生命周期的场景中，飞利浦实现了医疗、护理、健康管理的一系列资源整合，以低成本向患者提供更好的诊疗效果，为医疗机构提供问题解决方案，同时也在各国卫生体系向价值型模式转变中，提供先行的探索经验以及问题解决方案。

在中国，飞利浦聚焦心血管、脑卒中和肿瘤三大高发疾病，专注与本地医疗机构、科研机构、创新企业进行科研及商业合作，以人工智能和互联网数据开拓本地的疾病解决方案，积极参与价值医疗的转型。在以三大专病为切入点的价值医疗转型的过程中，飞利浦专注以下四大方向：①在家庭和医院建立桥梁，在时间和空间给予健康数据的传输及必要干预；②通过高科技技术高分辨辨识病灶，推动精准诊断及治疗；③实现医疗系统整合，推动多学科联动，提高诊疗效率；④获取大量结构化医疗数据，进行分析研究。

在心脑血管领域，飞利浦以各级胸痛中心、脑卒中中心建设以及构建标准化专病数据库为切入点，提供覆盖院前、院中、院后的整体解决方案支持。时间管理是提升脑卒中疾病诊疗效果的关键。飞利浦尝试进行智能化 D2N（从发病到溶栓时间）管理方案，通过院前急救与院内绿色通道各个环节的互联互通，通过智能化时间管理轴，帮助各级脑卒中中心更加科学有效地管理 D2N 时间，提高脑卒中的诊治水平。针对心脑血管患者不能定量服药而治疗效果不佳、改变生活方式依从性不好等问题，研发了针对心血管患者的"院后管理"解决方案，通过医患互联提高患者依从性，减少疾病复发。

在肿瘤方面，缺乏完整且结构化的患者信息，是我国肿瘤诊疗效果难以突破的痛点和瓶颈。飞利浦（我国）研究院正在利用"自然语言处理"技术从每个非结构化报告中"读取"临床相关信息，然后将各种信息与时间相关联，将肝癌患者的所有纵向临床信息在智能时间仪表盘（iTimeline）上按时间顺序展现给医生。飞利浦已经证明，利用这项特有的 NLP 技术，可以节省医生花费在从非结构化报告中获取信息 85% 的时间，并减少医师花费在搜索患者完整信息 50% 的时间。

2. 在经营模式中重新构架价值链——费森尤斯

在价值型医疗市场上，药械企业需要评估公司在整个价值链现有位置和角色，其次要重新寻找价值定位，必要时根据现有情况重新构建运营模式。在重构过程中，积极参与上下游的价值增值环节，为客户提供解决方案，增加合作黏性。

（1）增值环节

费森尤斯集团由四个部门组成，Fresenius Medical Care 专注于慢性肾功能衰竭患者，Fresenius Helios 是德国最大的医院运营商，Fresenius Kabi 是基本药物、临床营养产品、医疗器械供应商，Fresenius Vamed 计划开发和管理医疗设施。

费森尤斯最擅长血液透析。过去，透析企业依靠制造设备，分销商出售给医疗机构。在发展过程中，费森尤斯意识到深入并且扩展到整个市场价值链，加强服务能力的延伸，更符合未来医疗市场发展的趋势。在产品层面，公司经营着近 4000 家连锁透析中心，每年为近 30 万患者提供透析服务。在服务层面，公司加强与研究机构合作研发，解决肾病患者健康问题，如糖尿病、心血管疾病、足底溃疡和抑郁症等，参与制造和销售肾脏药物。

作为为肾病患者提供全面的肾脏病解决方案的公司，费森尤斯从销售设备到透析物资，从运营透析中心到制造销售药物，领跑了透析制造和透析运营行业。2017 年费森尤斯和美国家庭透析设备制造商 NxStage Medical Inc 进行合并，实现居家治疗。2020 年 4 月，费森尤斯获得了美国国家重症肾病护理储备金，许多新冠肺炎患者由于急性肾损伤需要进行肾脏替代治疗，公司在新冠疫情期间为医院提供了大量的透析机。

（2）垂直整合，成本向价值转移

在我国，费森尤斯通过收购透析中心和肾脏医院，为数量庞大的慢性肾病患者提供高品质透析服务。目前已经完成对于北京、河南、黑龙江、云南、广州、四川等地多家医院的收购，这些被收购的医院将分别建设高品质的透析室，提高在当地的透析治疗水平，实现以医院为中心，辐射周边的透析环境，为当地终末期肾脏病患者提供长期高效的优质服务。

这种从研发、生产到服务的"垂直整合"式发展，在世界范围内等多个地区已经被证明了可行性以及优势。费森尤斯建立基于价值的优质服务供应体系，让患者可以最大化地获益，让投入的资金创造最大的价值。

3. 在系统性整合中全面推进价值性——美敦力

美敦力在经营和发展思路上不断做出颠覆性的改革，不断在价值型企业上突破，成为全球最大的医疗器械巨头。

（1）糖尿病 Diabeter 护理模式

2015 年 4 月，美敦力收购了欧洲最大糖尿病诊所之一的 Diabeter。该诊所成立于 2006 年，在欧洲服务的患者数已超过 2000 名，一直是基于价值的糖尿病护理的先驱，专注于电子医疗解决方案，提供个性并全面化的 1 型糖尿病护理管理。

其实医疗技术公司收购医疗机构并不常见，但是基于价值的主张，双方在发展的理念上高度契合，促成了收购的顺利达成。"未来的美敦力不只是医疗器械的销售商，而是能够对医疗最终效果负责。不论患者使用哪种医疗器械，美敦力希望通过帮助患者实现最终的医疗效果而获利。"Diabeter 契合了美敦力的价值主张。在这一价值主张的引导下，美敦力推行一系列的改进措施。

慢性病的管理中最重要以及难度最大的是患者的自我管理。糖尿病需要连续 7 天 24 小时不间断自我管理，患者的行动决策、生活方式等个体行为都会很快影响疾病监测，集中了慢性病管理的普遍难点。在糖尿病治疗上，患者的自我管理处于最为核心位置。无论是对于 I 型糖尿病还是 II 型糖尿病的治疗，患者的参与直接决定了糖尿病产品所倡导的价值是否能真正落地实现。基于糖尿病患者依从性差的瓶颈问题，Diabeter 护理模式从突破患者难以长期坚持自我管理入手，进行突破创新。

数据方面，Diabeter 通过连续传感器等方式来对整个时期进行精确测量，电子系统通过每年两三百万患者血糖数据观察资料并掌握健康状况，及时报告任何异常。以往医生看诊中近四分之三的时间用于询问近况，在该诊所中只需要根据系统提出下一步目标并制订计划。

管理方面，该诊所与员工签订一年合同，以便双方可以在 12 个月后评估情况并决定是否续约，通过数据库系统评估医生和护士的表现激励员工良性竞争，同时原有护理团队中的行政人员转为 IT 岗，专注于数据的管理，使护理团队能够极大地提高效率、降低成本。

目前 Diabeter 专注于 I 型糖尿病患儿的疾病管理，但这种模式有很强的"可复制性"。Diabeter 通过实践价值医疗理念，成功使关键血糖指标 X 糖化血红蛋白控制在 7.5% 以下的患儿比例升至 56%，远高于荷兰平均水平的 31%。与此同时，在医疗成本方面，Diabeter 通过降低患者住院率为糖尿病患者节约了 8.6% 的医疗费用。

2017 年 5 月 11 日，Diabeter 获得 2017 年价值医疗大奖（Value-Based Health Care Prize 2017），该奖项由"价值医疗之父"、哈佛大学商学院著名教授 Micheal Porter 发起成立，是价值医疗实践领域最重要的奖项之一。

（2）价值型保险协议

2017 年，美敦力与美国最大的健康保险公司之一的安泰保险（Aetna）建立基于结果的风险分担协议，该协议适用于从每天多次注射改为使用美敦力胰岛素泵治疗糖尿病的患者，依据患者的临床结果衡量保险支付，该协议涵盖美敦力公司的新型 MiniMed 670G 系统，该系统于 2016 年 9 月获得 FDA 批准为首个混合闭环系统。

2018 年，美敦力与另一大保险公司 UnitedHealthcare 建立了基于价值的护理合作伙伴关系，改善了糖尿病管理并削减了医疗保健成本。根据对使用先进胰岛素泵技术和 Medtronic 提供的全面支持服务对 6000 多名 UnitedHealthcare 会员进行的分析得出的第一年结果显示，与每天多次注射胰岛素的会员相比，可避免的住院人数下降了 27%。

美敦力的人工胰腺系统作为体现价值医疗优势的一个应用场景，彻底改变了过去糖尿病患者的血糖监测和给药方式。这种和医疗费用的支付方合作，将技术优势转化为控费优势，更具有市场价值性。

（3）成本投资模式转移

英国 Imperial College Healthcare NHS Trust 每年治疗 2 万多名心脏病

患者，是一家大型教学医院，也是心脏病学和心胸外科手术的领导者。为了应对人口变化带来的不断增长的需求，该医院需要用相同的资源来完成更多工作。2013 年 11 月，美敦力整合医疗解决方案为其量身定制了解决方案，带来了最新的心脏技术并优化非临床操作。项目机制包括最先进的导管实验室翻新和设备维护、独立于供应商的物料和供应链管理、运营管理支持、培训和学术支持、团队合作。最终该项目翻新了两个导管实验室，通过项目管理节省了耗材和人员成本，提高了采购效率和准时启动率，使实验室正常运行时间增加到 100%，极大地减少了浪费。

　　此外，美敦力成本投资转移模式解决方案还运用于建立名为"Nayamed"的电商平台。这个平台专门销售简单的起搏器和除颤器，患者在这个平台上可以根据心跳自行调整和匹配适合的起搏器和除颤器，医生和护士则通过虚拟平台为患者提供培训和技术支持。这一方式把选择权交给了患者，有效地控制成本，同时提供了线上虚拟服务，具有高效和可及性的价值。

5.1.3　人工智能的价值驱动力

　　在价值型市场中，人工智能技术在医疗产业会更为广泛地应用于个性化就诊体验、医学影像理解、电子病历挖掘、语音交互诊疗、临床决策支持、新药模拟、公共卫生监控以及精准医疗等。

　　在国内外市场中，人工智能发展的侧重点有所不同。国外的人工智能发展以数据型、洞察型为主，拥有大量的可用数据及强大的演算方式。代表性的应用场景一是用数字技术改变医生诊断和治疗疾病的方式，越来越多的传感器技术正在帮助研究人员和医生收集有关患者的健康信息，应用统计学和人工智能相结合的方法挖掘医疗数据，并提供诊疗建议。比如诺华公司的病理学家和数据科学家与科技创业公司 PathAI 合作，建立了诺华病理学诊断研究平台，开发人工智能系统，试图发现病理学专家难以发现的隐藏信息。PathAI 将载玻片切成约 10000 个较小的图像，专家在每个切片中标记细胞类型，经过大量数据积累及训练，不同细胞类型用不同色彩标记，训练算法以区分细胞类型，最后确定癌症区域。

应用场景二是在药品研发方面，利用数据和人工智能结合实现复杂的生物模拟来代替临床动物实验。评估潜在的药物毒性或者识别细胞对药物的反应性，亦或者通过人工智能提高药物筛选效率，快速准确地匹配到符合的受试患者。此应用不但可以缩短研究时间，提高实验药物安全有效性，也期望通过人工智能帮助药企解决在药物开发过程中临床失败率较高的问题。如诺华通过机器学习技术模仿眼睛和大脑如何处理视觉图像，学会识别细胞对不同药物反应方式的微妙差异。该团队正在使用机器学习算法识别图像，以快速预测某些未经测试的化合物可能值得进一步研究。赛诺菲与苏格兰的人工智能企业 Exscientia 合作进行化合物设计，用于开发针对代谢性疾病的双特异性小分子药物。罗氏旗下 Genentech 和武田制药也分别与人工智能企业达成合作协议，探索肿瘤治疗药物的开发。

在国内，人工智能集中体现在影像诊断、辅助诊断以及健康管理方面。目前单个专业的病理图像识别技术，如眼底病变、皮肤病、心血管疾病及脑部疾病等领域都有比较成熟的模型。腾讯公司"腾讯觅影"产品可以辅助医生对食管癌早期、肺癌早期、糖尿病性视网膜病变、乳腺癌早期、结直肠癌早期、宫颈癌早期等疾病进行筛查，能够有效提高筛查准确度，促进治疗的准确性。联想研究院通过数据积累，将联想 LeHealth 肝肿瘤智能诊断辅助系统逐步精准，甚至能够发现资深医生肉眼难以发现的微小病变，通过多次模拟诊断，这套系统的肝脏八段分割准确率达到了 90% 以上。

在健康管理方面，人工智能能够对健康管理的诊前、诊中、诊后全生命周期进行专业化精准服务，通过对健康结果的关注，预防性筛查和重点关注高危人群，提升整体健康水平，以成本更低但更有效的方式管理慢性病，为不同人群提供不同的健康方案。从场景上看，主要切入点包括诊前健康监测、疾病筛查、健康评估、保健教育、健康干预（轻问诊），以及诊后跟踪监测、常见病和慢病管理等。

人工智能的应用不仅限于以上场景，在医疗各个场景都在发挥特有的优势和价值，推动医疗技术的进步。人工智能进入医疗市场，突破了既往的发展瓶颈，跨行业合作可以实现更低成本提供更好的服务，这将加速医疗市场向更经济、更高效、更具价值性的方向迈进。

5.2　新市场的展望

5.2.1　存在的困难

1. 医疗数据未能共享，标准化评估体系尚未建立

医疗市场最直接的价值体现是临床疗效。临床疗效数据的完整性、透明性、共享性是价值评估的关键。

2012 年澳大利亚、瑞典、美国等国家的骨科医生通过各国共享数据，收集了不同器械和相应的关节置换术疗效数据，探索建立了统一的疗效标准，形成最初的评估体系。医生通过这些数据能够快速识别有缺陷的产品。澳大利亚的研究者发现某厂家生产的金属植入物有问题，最终敦促该厂家自愿召回了产品。后来越来越多的专家倡导希望研究机构、医疗机构能够发布共享临床数据，改变市场的竞争关系，针对目标人群制定个性化的干预方案，带给患者更好的治疗效果。

但是目前医疗数据共享存在较大的壁垒，限制了企业价值医疗的项目落地及推进。只有数据互联互通、透明化，才有可能建立标准化的评估体系，才能被企业、医疗机构、患者、支付方等多方利用，实现价值统一。

2. 公共政策的支持力度还需进一步加强

虽然价值为导向型的医疗服务已经得到越来越多的重视，但是这不仅仅是医疗机构、市场竞争方和支付方的关注点。如果要确立价值导向型的医疗体系，需要整个系统的转型，需要区域以及国家层面的整体推动。但无论起点如何，全国医疗系统都需要开始设定愿景、创建框架，使利益相关方尽快完成这一过程。

目前价值型导向聚焦在医保支付方的价值购买上，在其他领域甚至其他方面的合作、推动以及政策指导仍然比较有限。尤其在推动产业参

与体系转型方面，依赖政府出台相关的指导性意见以及必要的激励机制，希望通过政府引导并促进数据共享、疗效追踪、体系建立、产业合作与创新，推动价值为导向型的医疗体系向前再迈进一步。

3. 成本和收益分离，缺少内在动力

不论是医疗机构还是医疗企业，在整个医疗系统中很难以全局视角看待医疗的全程支付。从宏观来看，成本计算源于年初的国家预算，收益为年末医保预算的结余，简单的结余不足以客观反映医疗价值。从远期来看，人民是否更健康，劳动生产力是否提升，缺少了医疗系统全程的评价体系，使社会价值都难以进一步估算，也就很难做出必要的权衡。从近期来看，目前各类项目大多数以"短期结果"为导向，在短期内能够体现效果的产品更具有竞争优势，公司为了能迅速占领市场先机，加大资金投入及关注度。同时，市场的不确定性、成本和收益的未知性以及临床数据壁垒，让一些项目在设计初期就望而却步。

成本和收益分离，缺少内在动力在跨行业合作方面更为突出。即便有了对价值医疗的高度认知以及发展意向，但是当需要产业间联动的时候，没有形成一致性利益的合作方在执行力方面很难高度统一，在关键环节很难有所突破，因此也就无法推动项目顺利开展。

所以，在价值型市场中如果不能体现成本和收益一致，不能建立起利益共同体，内在动力不足，很难实现价值医疗的加速变革。

4. 人工智能壁垒仍无法打破

人工智能的基础依旧要回归到数据来源。目前数据来源从合法性和来源性方面都没有明确的支持，再加上医疗本身具有复杂性，一项产品的投入研发不但需要大量的病例资料，更需要大量的时间和资金，即便产品研制成功，在商业转化方面仍有很多困难。同时伦理的争议、信息安全、隐私保护、医疗责任等一系列问题都有待明确。

5.2.2 努力的方向

1. 政策的激励推动

在推动和提供价值导向型医疗系统的激励措施中，政府具有核心作

用。如果目标是创建能够对价值展开合作与竞争的医疗行业，形成价值为导向的医疗服务市场，政府需要建立价值型市场发展的管理框架，以及有激励、有约束、有评价、有改进的指导方向。

目前价值医疗市场存在的现状，有不少是政策层面可以激烈推动或者改变的。一是鉴于疗效数据能够改善临床实践，政府能够干预或鼓励医疗数据打开壁垒、提高透明度，帮助识别最佳的临床实践的探索。二是以支付的杠杆撬动越来越多的企业和机构参与到寻找治疗效果的领域，通过支付政策的挑战，能够对有明显改善治疗效果的项目进行奖励。三是在价值医疗为导向大环境的趋势下，支付与疗效的"捆绑"使整体市场的财务风险开始向医疗机构及企业转移，基于此支付政策也能带动和激发整个行业创新，同时也有责任和义务建立利益共同体，有效连接医疗机构和专业组织合作，推动医疗机构及企业向前再迈一步。

2. 企业的洞悉信息能力与革新意愿

在价值为导向的市场竞争中，新的商业模式将不断涌现。关注患病群体的整体健康数据是竞争的最高阶段，意味着面对竞争企业需要具备掌握更多的卫生经济学、流行病学和统计学专业能力的专业人才，通过大数据分析洞察疗效。在变化的市场中，提高合作和整合资源的能力也尤为重要，对于较为分散、细分的医疗市场，有必要进行产业价值链上的一体化整合，推动内部的合理化，同时保持足够的信息灵敏度和值得探索的创新模式，能适应甚至引导建立行业中差异化的价值主张。

3. 人工智能促进价值医疗升级

人工智能在医疗领域的应用不仅带来了技术革新，还有医疗服务模式的转变。尽管人工智能在医疗领域应用方面还面临诸多问题，但随着政策的不断推动，进一步扩大样本数据规模、完善医疗人工智能的监督管理机制将有助于促进医疗智能的市场推广，充分发挥医疗人工智能的优势，任何问题都将迎刃而解，医疗人工智能将更有效地应用于临床。

但是人工智能促进价值医疗升级并不限于以上具体的临床应用，更需要从目前的技术和工具驱动向价值医疗为核心的解决方案进行演进。面对医疗需求方，提供产品、服务和运营的解决方案，实现需求方的业务价值而形成可持续发展的商业模式是人工智能在价值医疗的升级。如果人工智能能在供需方之间、数据与专家领域之间进行多样化合作，共同开发解决方案并实践出一条具有操作性的商业模式，将是价值市场多方形成合力实现共赢的巨大进步。

（张南、焦卫平）

参考文献

［1］Burke Lora E, Ma Jun, Azar Kristen M J, et al. Current Science on Consumer Use of Mobile Health for Cardiovascular Disease Prevention: A Scientific Statement From the American Heart Association[J]. Circulation. 2015, 132(12): 1157-1213.

［2］Busetto, L., Luijkx, et al. Development of the COMIC Model for the comprehensive evaluation of integrated care interventions[J]. International Journal of Care Coordination, 2016, 19(1-2): 47-58.

［3］Chaitkin, Michael, Nathan Blanchet, et al. Integrating Vertical Programs into Primary Health Care: A Decision-Making Approach for Policymakers. Washington, DC: Results for Development, 2019.

［4］Colla C H, Lewis V A, Kao L, et al. Association Between Medicare Accountable Care Organization Implementation and Spending Among Clinically Vulnerable Beneficiaries[J]. JAMA Intern Med.2016, 176(8): 1167-1175.

［5］Cory Capps, David Dranove. Hospital consolidation and negotiated PPO prices[J]. Health Aff (Millwood).2004, 23(2): 175-181.

［6］David Dranove, Richard Lindrooth. Hospital consolidation and costs: another look at the evidence[J]. J Health Econ. 2003, 22(6): 983-987.

［7］Diabeter. Value-based healthcare for diabetes[EB/OL]. [2021-05-30]. https://diabeter.nl/en/go-to/value-based-healthcare/.

［8］Everink IH, van Haastregt JC, Maessen JM, et al. Process evaluation of an integrated care pathway in geriatric rehabilitation for people with complex health problems[J]. BMC Health Serv Res.2017, 17(1): 34.

［9］Eyre L, George B, Marshall M. Protocol for a process-oriented qualitative evaluation of the Waltham Forest and East London Collaborative (WELC) integrated care pioneer programme using the Researcher-in-Residence model[J]. BMJ Open, 2015, 5(11).

［10］Forum WE. Value in Healthcare: Laying the Foundation for Health System Transformation[R]. 2017, World Economic Forum.

［11］Fresenius Medical Care. Annual report of 2016[EB/OL]. [2021-05-30]. https: //www. freseniusmedicalcare.com/en/investors/news-publications/ annual-reports/.

［12］Goldstein DA, Clark J, Tu Y, et al. A global comparison of the cost of patented cancer drugs in relation to global differences in wealth[J]. Oncotarget. 2017, 8(42): 71548-71555.

［13］González-Ortiz Laura G, Calciolari Stefano, Goodwin Nick, et al.The Core Dimensions of Integrated Care: A Literature Review to Support the Development of a Comprehensive Framework for Implementing Integrated Care[J]. Int J Integr Care. 2018; 18(3): 10.

［14］Goodwin N. Understanding Integrated Care[J]. Int J Integr Care. 2016; 16(4): 6.

［15］Jesse Pines, Jeff Selevan, Frank Mcstay. Kaiser Permanente-California: A model for integrated care for the ill and injured[R]. The Brookings Institution, 2015.

［16］Kaplan RS, Porter ME. How to solve the cost crisis in health care[J]. Harv Bus Rev. 2011, 89(9).

［17］Kent J. UHC, Medtronic use value-based care to boost diabetes management[EB/OL]. [2021-05-30]. https://healthitanalytics.com/news/ uhc-medtronic-use-value-based-care-to-boost- diabetes-management.

［18］Kongstvedt PR. Health insurance and managed care: what they are and how they work[M]. Boston: Jones&Bart-lett Publishers, 2019.

［19］Martin Gaynor, Mauro Laudicella, Carol Propper. Can governments do it better? Merger mania and hospital outcomes in the English NHS[J]. J Health Econ. 2012, 31(3): 528-543.

[20] Medtronic. 'He's Amazing.' Interns can make an impact at medtronic[EB/OL]. [2021-05-30]. https://www.medtronic.com/us-en/about/news/news-aetna-agreement.html

[21] Medtronic. Imperial college healthcare NHS TRUST, UK[EB/OL]. [2021-05-30]. https://www.medtronic.com/uk-en/healthcare-professionals/integrated-health-solutions/case-studies/case-study-imperial-college.html.

[22] Michael G. Vita, Seth Sacher. The Competitive Effects of Not-for-Profit Hospital Mergers: A Case Study[J]. J Industrial Econ.2001, 49(1): 63-84.

[23] Molly Gamble. Who, What and Why: The Basics of Integrated Care Organizations[EB/OL]. https: //www.beckershospitalreview.com/hospital-physician-relationships/who-what-and-why-the-basics-of-integrated-care-organizations.html, 2012-07-02.

[24] Murphy R, Bird K. Tele-medicine and occupational health services[C]// Proceedings of the XVI International Congress on Occupational Health. 1969: 385-387.

[25] Pim P. Valentijn, Claus Biermann, Marc A. Bruijnzeels. Value-based integrated (renal) care: setting a development agenda for research and implementation strategies[J]. BMC Health Serv Res. 2016, 16: 330.

[26] Polisena J, Tran K, Cimon K, et al. Home telemonitoring for congestive heart failure: a systematic review and meta-analysis[J]. J Telemed Telecare. 2010, 16(2): 68-76.

[27] Porter ME. What is value in health care?[J]. N Engl J Med, 2010, 363(26): 2477-2481.

[28] Porter, Michael E, Elizabeth O. Teisberg. Redefining Health Care: Creating Value-Based Competition on Results[M]. Boston: Harvard Business School Press, 2006.

[29] Rauh SS, Wadsworth EB, Weeks WB, et al. The savings illusion-why clinical quality improvement fails to deliver bottom-line results[J]. N Engl J Med, 2011, 365(26): e48.

［30］Reiss-Brennan B, Brunisholz KD, Dredge C, et al. Association of Integrated Team-Based Care With Health Care Quality, Utilization, and Cost[J]. JAMA. 2016, 316(8): 826-834.

［31］Scuffham PA, Mihala G, Ward L, et al. Evaluation of the Gold Coast Integrated Care for patients with chronic disease or high risk of hospitalisation through a non-randomised controlled clinical trial: a pilot study protocol[J]. BMJ Open, 2017, 7(6).

［32］Steventon A, Bardsley M, Billings J, et al. Effect of telehealth on use of secondary care and mortality: findings from the Whole System Demonstrator cluster randomised trial[J]. BMJ. 2012, 344: e3874.

［33］Veeze H. Award-winning diabetes clinic with VBHC approach[J]. Health Management, 2017, 17(3): 222-223.

［34］Wang Xin, Sun Xizhuo, Birch Stephen, et al. People-centred integrated care in urban China[J]. Bull World Health Organ. 2018, 96(12): 843-852.

［35］Weil, Thomas P. Hospital consolidations: do they deliver?[M]. Physician Exec.2010, 36(5): 24-27.

［36］Wenxi Tang, Xiaowei Sun, Yan Zhang, et al. How to build and evaluate an integrated health care system for chronic patients: study design of a clustered randomised controlled trial in rural China[J]. Int J Integr Care. 2015, 15: e007.

［37］World Bank. Deepening health reform in China: building high-quality and value-based service delivery-policy summary(English). Washington, D.C.: World Bank Group, 2016.

［38］World Bank. Healthy China : Deepening Health Reform in China: Building High-Quality and Value-Based Service Delivery(English). Washington, D.C.: World Bank Group, 2019.

［39］Bilibili 主站. 人工智能在医疗领域的应用［EB/OL］.［2021-05-30］. https：//www.bilibili. com/read/cv53.

［40］Christopher Moriates，Vineet Arora，Neel Shah. 以价值为导向的医疗服务［M］.杨莉，译.北京：北京大学医学出版社，2018.

［41］艾丹丹，陈辰，吴婷婷，等.价值医疗背景下创新药品的定价和支付

模式综述［J］.中国卫生经济，2020，39（3）：77-79.

［42］艾社康（上海）健康咨询有限公司，复旦大学管理学院健康金融研究室.价值医疗在中国［R］.2019.

［43］百度百科.医保个人账户［EB/OL］.［2021-05-30］.https：//baike.baidu.com/item/% E5%8C%BB%E4%BF%9D%E4%B8%AA%E4%BA%BA%E8%B4%A6%E6%88%B7/5290649?fr=aladdin.

［44］北京市人民政府，北京市人民政府关于修改《北京市基本医疗保险规定》的决定，2004.

［45］北京市人民政府，北京市人民政府关于印发《北京市城乡居民基本医疗保险办法》的通知，2018.

［46］北京市医疗保险事务管理中心，《关于调整北京市基本医疗保险特殊病种备案流程有关问题的通知》（京医保发〔2016〕30号），2016.

［47］陈金甫.实施价值导向的医保战略性购买［J］.健康管理，2017（12）：105-110.

［48］陈理，谭玲，杨练.取消药品加成医疗服务价格调整对住院费用影响分析——以四川省某省属三甲医院胆囊结石伴慢性胆囊炎为例［J］.中国卫生事业管理，2018，35（09）：663-665，676.

［49］陈丽君，刘小明，刘恒，等.移动医疗APP下延伸护理对帕金森患者认知功能与日常生活能力的影响［J］.河北医药，2020，42（20）：3180-3183.

［50］陈名，邵蓉.生物类似物政策监管指南原则与要求研究综述——基于欧盟版生物类似物指南［J］.中国卫生政策研究，2014，7（10）：21-26.

［51］陈明艳，徐伟.国际生物类似药审批、互换使用及外推管理分析［J］.中国新药杂志，2020，29（19）：2161-2165.

［52］陈志恒."医疗互助"是网络互助吗？与相互保险、互助保险有何区别？http：//www.woshipm.com/it/3637130.html

［53］程斌，齐晓宇，李莹，等.基于移动医疗的中青年高血压患者的动脉粥样硬化性心血管疾病的防治模式的构建及效果评价［J］.中华灾害救援医学，2020，8（11）：629-632.

［54］程华.县级公立医院按病种付费实践与思考［J］.财富时代，2020（04）：

74-75.

［55］程玉敏，黄凤明 . 医疗保障制度应对突发公共卫生事件的作用机制及
思考［J］. 卫生经济研究，2020，37（06）：10-12.

［56］仇雨临，王昭茜 . 从有到优：医疗保障制度高质量发展内涵与路径［J］.
华中科技大学学报（社会科学版），2020，34（04）：55-62.

［57］仇雨临 . 医保与“三医”联动：纽带、杠杆和调控阀［J］. 探索，2017
（05）：65-71+2.

［58］仇雨临 . 中国医疗保障 70 年：回顾与解析［J］. 社会保障评论，
2019，3（01）：89-101.

［59］邓向军 . 浅议职工医疗互助保障体系的现状与完善［J］. 工友，2005
（11）：50-51.

［60］丁锦希，陈烨，李伟，等 . 专利药国家谈判落实情况分析［J］. 中国
医药工业杂志，2017，48（06）：910-917.

［61］丁锦希，龚婷，李伟 . 我国药品集中招标采购制度控费效应的实证分
析［J］. 中国卫生经济，2015，34（10）：68-71.

［62］丁锦希，黄泽华，钭江苑 . 澳大利亚专利药价格谈判制度实证研究与
启示［J］. 中国卫生经济，2016，35（12）：116-119.

［63］丁锦希 . 国家医保药品准入首次谈判的七个亮点［J］. 中国医疗保险，
2017（08）：21-22.

［64］丁芹 . 关于 DRGS 付费模式下的控费问题［J］. 财经界，2019（22）：
80-81.

［65］动脉网 . 诺华数字化创新解析：真正的“药神”，AI、大数据、数字
药物的先行者［大药企创新］［EB/OL］.（2018-08-23）［2021-05-30］.
https：//www.sohu.com/a/249521630_133140

［66］动脉网 . 与赛诺菲、GSK 合作过 3 亿美元，这家 AI 企业颠覆传统药物
研发模式［EB/OL］.（2018-07-16）［2021-05-30］. https：//baijiahao.
baidu.com/s?id=1606110546115942843&wfr =spider&for=pc

［67］杜雪，马珺，黎雯霞 . 药品带量采购存在的问题与对策分析［J］. 卫
生经济研究，2020，37（08）：42-44+49.

［68］范赟婷，龚张珺，倪寂 . 某院首批国家药品带量采购实施效果评价与
分析［J］. 中国药业，2021，30（05）：18-21.

［69］方鹏骞，陈江芸.县域内各种形式医疗联合体比较分析［J］.中国医院，2017，21（09）：1-4+8.

［70］方欣，田梦媛，张欲晓，等.药品不同准入价格对医保基金及个人可负担性的影响——以部分抗肿瘤靶向药物为例［J］.中国卫生政策研究，2016，9（11）：40-44.

［71］房良，王海银.美国"价值医疗"的医疗服务实践研究及其启示［J］.卫生软科学，2019，33（12）：21-26.

［72］冯毅.我国门诊统筹"按人头付费"实施现状及改革路径［J］.卫生经济研究，2016（04）：45-47.

［73］付海天，田辰.前瞻研究：医疗行业人工智能应用现状及展望［EB/OL］.（2019-06-13）［2021-05-30］.https：//baijiahao.baidu.com/s?id=1636197014805357190&wfr=spider&for=pc.

［74］傅鸿鹏.药品集中招标采购的发展和展望［J］.中国医疗保险，2020（03）：32-36.

［75］傅鸿翔.主动的战略性购买——试论医疗服务的基金购买策略［J］.中国医疗保险，2012（9）：9-11.

［76］高鹏，范君晖.协同视域下医联体的生成逻辑与路径优化研究［J］.卫生经济研究，2018（09）：18-20.

［77］高瑜静.带量采购再扩围 胰岛素市场生变？中国经营报，2020-07-25.

［78］耿鸿武.带量采购如何影响医药行业的经营逻辑［J］.中国药店，2020（01）：21-24.

［79］顾雪非.中国特色医疗保障制度内涵与改革逻辑［J］.中国发展观察，2020（Z3）：57-59.

［80］管玉新，宗萍.胰岛素制剂的种类及其进展与临床应用［J］.人人健康，2018（04）：223.

［81］郭学勤，魏炜.职工互助保障与社会医疗和商业医疗保险的比较［J］.价格月刊，2007（01）：69-70.

［82］郭志刚，洪冬喆，刘伊，等.我国基本药物集中采购量价挂钩实施影响因素分析［J］.中国卫生政策研究，2015，8（12）：1-6.

［83］郭中平.生物药和生物类似药研究的现状与发展［J］.临床药物治疗杂志，2020，18（05）：1-6.

［84］国家医疗保障局.《国家医疗保障 DRG 分组与付费技术规范》、《国家医疗保障 DRG（CHS-DRG）分组方案》，2019.

［85］国家医疗保障局.《国家医疗保障按病种分值付费（DIP）技术规范》，2020.

［86］国家医疗保障局.2020 年医疗保障事业发展统计快报［EB/OL］.（2021-03-08）［2021-03-25］.http：//www.nhsa.gov.cn/art/2021/3/8/art_7_4590.html/.

［87］韩优莉，常文虎.区域医疗服务体系纵向整合效应研究——不完全契约理论模型及应用［J］.中国行政管理，2017（11）：128-134.

［88］何虹，黄际薇，李艳芳，等.公立医院落实国家药品集中采购的实践与思考［J］.中国医院管理，2020，40（07）：88-89.

［89］何玮.百舸争流，生物类似物市场潜力巨大.东方财富证券研究所，2020-12-09.

［90］何亚盛，章湖洋，景日泽，等.北京市二三级医院总额预付实施效果评价［J］.中国卫生经济，2017，36（09）：35-38.

［91］洪蒙，时松和，陈雪娇，等.基于价值医疗的整合型医疗卫生服务体系在医共体建设中应用研究［J］.中国医院管理，2020，40（11）：25-27.

［92］侯湘梅，岳洪水，张磊，等.中药质量一致性评价探讨［J］.药物评价研究，2016，39（01）：38-45.

［93］胡博新.带量采购专题研究，以上海为例看政策方向——医药生物行业深度报告。

［94］胡牧."疾病诊断相关分组"与医保购买服务［J］.中国社会保障，2020（01）：80-81.

［95］胡祁.网络互助平台运行模式及未来发展路径分析［J］.上海保险，2016（05）：43-45.

［96］胡善联.购买有价值的医疗卫生服务［J］.卫生经济研究，2019，36（2）：3-6.

［97］胡善联.完善医保药品谈判中药物经济学测算的思考［J］.中国医疗保险，2020（01）：30.

［98］胡善联.药品购销"两票制"政策的理论和实践［J］.卫生经济研究，

2017（04）：8-10.

［99］华宇医疗智库.上海：明年起职工医保个人账户可购买商业保险［EB/OL］.［2021-05-30］.https：//www.cn-healthcare.com/article/20161228/content-488386.html.

［100］环球网.央视聚焦东莞：实现三保合一医改先行一步［EB/OL］.（2016-03-06）［2021-05-30］.https：//china.huanqiu.com/article/9CaKrnJIuQ6.

［101］黄二丹，陈武朝.整合医疗视角下医院合作的实践探索与必要条件研究［J］.卫生经济研究，2018（08）：7-10.

［102］黄国武，王妍舒.我国医保个人账户改革发展研究——基于横纵向的实践与经验［J］.江汉学术，2018，37（03）：19-26.

［103］黄河，孙静，刘远立.“两票制”药品流通领域改革探讨［J］.中国药房，2017，28（18）：2456-2459.

［104］黄丽君，干荣富.对药品采购实施两票制的分析与思考［J］.上海医药，2016，37（17）：61-63+67.

［105］黄小珊，李春秋，潘珍.国家组织药品集中采购在某三甲医院实行的效果分析［J］.今日药学，2020，30（12）：854-857.

［106］黄邑生，赵颖旭，张振忠.我国按床日付费制度改革的主要做法的比较［J］.中国卫生经济，2013，32（06）：15-17.

［107］基于医疗价值的保健体系—德国医疗保障体系的质量和效率的优化改革［EB/OL］，［2021-03-20］，http：//www.360doc.com/content/20/0523/20/56526713_914125857.shtml.

［108］蒋昌松.医用耗材带量采购价格降幅影响因素分析及实证研究［J］.中国医疗保险，2020（02）：68-71.

［109］蒋舒寒.欧美生物仿制药的发展现状综述［J］.中国医药指南，2010，8（27）：45-48.

［110］金春林，王海银，孙辉，等.价值医疗的概念、实践及其实现路径［J］.卫生经济研究，2019，36（2）：6-8.

［111］金台资讯，2020中国价值医疗大会在京召开.https：//baijiahao.baidu.com/s?id=1682938684891903827&wfr=spider&for=pc.

［112］金燕，汤兆奇，徐宏彬.我院抗高血压药物的使用及处方分析［J］.

中国临床药学杂志，2018，27（06）：417-421.

[113] 郎婧婧，周海龙，于丽华.精神疾病住院按床日付费方法研究［J］.
卫生经济研究，2017（04）：43-46.

[114] 冷家骅，高广颖，陈治水，等.总额预付制对公立医院基本医疗保险
运行效果的影响——以北京大学肿瘤医院为例［J］.中国卫生政策研
究，2014，7（01）：35-39.

[115] 李波.中成药国采离落地有多远［N］.医药经济报，2020-07-23（007）.

[116] 李琛，刘艺敏，王文杰，等.我国药品集中采购工作回顾与展望［J］.
中国医院管理，2018，38（09）：17-19+23.

[117] 李东奇，胡博睿，张欲晓.基于价值医疗理论建立管用高效的医保支
付机制改革分析［J］.科技与经济，2021，34（01）：56-60.

[118] 李芬，金春林，朱莉萍，等.以价值为导向的医保支付制度实施路径
［J］.卫生经济研究，2021，38（01）：10-13.

[119] 李芬，金春林，朱莉萍，等.以价值为导向的医保支付制度实施路径
［J］.卫生经济研究，2021，38（01）：10-13.

[120] 李国田."3+N"医用耗材采购联盟集中带量采购的实践与思考［J］.
中国医疗保险，2020（09）：7-8.

[121] 李虹耀，黄伟，管晓东，等.中国药品谈判模式实践分析［J］.中国药事，
2015，29（11）：1125-1131.

[122] 李梦斐.我国"医联体"发展现状与对策研究［D］.山东大学，
2017.

[123] 李赛赛，徐伟，王煜昊，等.创新药物医保目录准入研究［J］.卫生
经济研究，2019，36（10）：40-43.

[124] 李诗晴，褚福灵.总额预付制医疗保险支付方式改革对医疗费用的影
响：基于断点回归设计［J］.社会保障评论，2020，4（03）：47-61.

[125] 李雪辉.取消药品与医用耗材加成相关政策对公立医院经济的影响
［J］.中国医院，2019，23（04）：15-17.

[126] 李玉水，康洽福，韩雅清，等.药品带量采购对患者医疗负担的政策
效应研究［J］.卫生经济研究，2021，38（04）：28-32.

[127] 李悦.新中国成立70周年以来药品价格法律监管：历史回眸、现状
检视与未来方向［J］.中国卫生经济，2019，38（07）：5-10.

［128］廖藏宜.DRG 时代的医保监管理念及监管体系建设［J］.中国人力资源社会保障，2020（11）：59.

［129］林伟龙，代涛，朱晓丽.安徽省天长市县域医联体改革实践分析［J］.中国卫生经济，2017，36（04）：74-77.

［130］刘佳玲，王建，邱彦，朱江."4+7"带量采购背景下上海市浦东新区人民医院他汀类药物使用情况分析［J］.药学服务与研究，2021，21（01）：68-71.

［131］刘金玉，李冬艳，杨光洁，等.2017 年版《国家医保药品目录》解读［J］.医药导报，2018，37（01）：6-12.

［132］刘凯.福利资格、制度安排与福利结果——构建一个评估医疗保险财务风险保护机制的概念框架［J］.北京社会科学，2018（12）：114-121.

［133］刘丽娟，马洁，张耀东，等.国家药品集中采购政策背景下中选药临床换药率分析［J］.今日药学，2021，31（03）：219-222+230.

［134］刘万韬.我国药品价格形成机制及市场化改革路径研究［J］.价格月刊，2017（01）：45-50.

［135］刘文生.价值医疗赋能肿瘤诊疗时代来临？［J］.中国医院院长，2019（24）：46-49.

［136］刘文生.郑宏：新一轮国家药品谈判要与医保做好衔接［J］.中国医院院长，2017（Z1）：94.

［137］刘聿砚，张相林.中、美、日、欧等国家/地区生物类似药监管措施的比较研究［J］.中国药房，2020，31（24）：2961-2965.

［138］龙俊睿，孙自学，段光锋，等.上海市浦东新区医联体 2013—2015 年运行状况分析［J］.中国卫生事业管理，2018，35（08）：586-588+604.

［139］罗明薇，谢世伟，王天艳，等.医疗付费制度的国际比较与借鉴［J］.行政事业资产与财务，2021（04）：51-52.

［140］罗秀.以健康促进为核心的德国健康金齐格塔尔整合医疗介绍［J］.中国全科医学，2017，20（19）：2306-2310.

［141］罗雪燕，李俊.美国责任医疗组织制度对我国构建医联体的启示［J］.卫生经济研究，2017（04）：39-42.

［142］马傲，徐婕，史惟，等.价值医疗在儿科医联体分级诊疗中的实践［J］.中国卫生经济，2020，39（05）：20-22.

［143］麦肯锡.医药行业2018年中国医院药品报告：深度洞察，2019.

［144］毛宗福，沈晓，王全.我国医疗机构药品集中采购工作回顾性研究［J］.中国卫生政策研究，2014，7（10）：5-10.

［145］孟丽君.沈阳市药品集中采购使用试点运行分析［J］.中国医疗保险，2019（08）：28-31.

［146］孟琳.高值医用耗材带量采购的基本模式和影响分析［J］.中国医疗器械信息，2020，26（21）：151-153+178.

［147］苗豫东，张研，李霞，等.我国医疗服务体系"碎片化"问题及其解决途径探讨［J］.医学与社会，2012，25（8）：28-30.

［148］莫瑞婷，刘鸿宇.独家药品品种议价模式及价格控制策略分析［J］.中国卫生经济，2019，38（10）：36-37.

［149］牟宝华，陈勇德，鲁君敏，等.医共体下医院管理制度的探索与研究［J］.现代医院管理，2018，16（06）：2-3+1.

［150］穆安娜.重庆实施药品集中采购和使用试点情况浅析［J］.中国医疗保险，2019，（8）：24-27.

［151］聂珏荃，李晶.中美两国医保目录调整工作程序和决策支持体系［J］.中国药物经济学，2020，15（12）：32-38+46.

［152］人民健康网，2019中国价值医疗大会在京召开.http://health.people.com.cn/n1/2019/1213/c14739-31505518.html.

［153］人民网，肿瘤价值医疗行业报告发.http://www.sohu.com/a/278941304_114731.

［154］任泽平，熊柴，周哲.中国人口老龄化的特征与趋势［N］.中国老年报，2020-09-02（004）.

［155］厦门市人民政府.健康综合子账户资金家庭成员可共享［EB/OL］.（2012-08-16）［2021-05-30］.http://www.xm.gov.cn/zwgk/wmbss/wmbssxgbd/201208/t20120820_514437.htm.

［156］厦门药品集中采购和使用试点的创新与成效［J］.中国医疗保险，2020（02）：53-56.

［157］深圳落实国家组织药品集中采购和使用试点分析［J］.中国医疗保险，

2019（08）：32-37.

［158］沈怡雯，王永庆，张海涛，等 .2009 年版和 2017 年版《国家基本医疗保险、工伤保险和生育保险药品目录》对比及发展研究［J］.中国药房，2018，29（09）：1153-1158.

［159］石晶金，晏雪鸣，王淼，等 .价值医疗推动我国医疗服务模式转型［J］.中国医院，2021，25（01）：30-32.

［160］世界卫生组织 . MovingfromPassivetoStrategicPurchasing［EB/OL］. https：//www.who.int/health_financing/topics/purchasing/passive-to-strategic-purchasing/en/.

［161］苏红，罗英，李联，等 .多种医疗付费方式的研究［J］.卫生经济研究，2013（03）：8-12.

［162］孙东雅 .发展商业健康保险 助力健康中国建设［J］.中国医疗保险，2020（12）：27-29.

［163］谭清立，陈依婷 .药品带量采购政策的推进对我国药企的动态影响分析［J］.中国卫生经济，2020，39（08）：13-17.

［164］汤佳，张燕，沈杏华，等 .医联体基层医疗机构人才培养 SWOT 分析［J］.现代医院管理，2017，15（02）：56-59.

［165］唐丽莎，张春玲，邸铁涛，等 .移动医疗技术应用于糖尿病健康管理的研究进展［J］.贵州中医药大学学报，2020，42（05）：88-91.

［166］陶生生，梅光亮，白忠良，等 .基于社会网络理论的县域医共体建设思考［J］.卫生经济研究，2018（09）：21-23.

［167］陶文娟，李为民，文进，等 .国内外医疗联合体评价的研究概述［J］.中国循证医学杂志，2019，19（03）：368-372.

［168］腾讯觅影 .新闻资讯［EB/OL］.［2021-05-30］.https：//miying.qq.com/official/.

［169］汪志豪，杨金侠，夏北海，等 .安徽省阜南县医共体与新农合按人头总额预付制的实证分析［J］.中华医院管理杂志，2017，33（10）：725-728.

［170］王成 .分析国家药品集中采购和使用试点政策对我国仿制药企业的影响［J］.中国医药工业杂志，2019，50（12）：1519-1523.

［171］王佳，陈利媛，赵欣，等 .医疗联合体国内外发展现状浅析［J］.世

界最新医学信息文摘，2017，17（58）：165-167.

[172] 王靖，郭伟，姜敏.医疗保险服务项目付费和单病种付费模式分析[J].财经界，2020（19）：89-90.

[173] 王静，吕晖，项莉，等.医疗保障制度抵御疾病经济风险的作用综述[J].中国卫生经济，2011，30（06）：12-14.

[174] 王兰.生物类似药的研究进展及挑战[J].中国新药杂志，2020，29（21）：2410-2424.

[175] 王亮，岳晓萌，李钰翔，等.中日医保药品目录管理差异与思考：日本医保目录动态调整机制之启示[J].中国卫生经济，2020，39（05）：91-96.

[176] 王宁，苗瑞，宋雨沁，等.我国公立医院医疗服务多维价值评估研究[J].中国医院管理，2017，37（04）：32-34.

[177] 王沛陵，郑杰，贾方红，等.北京市按病种付费支付方式现状及对策研究——基于专家问卷调查结果分析[J].中国社会医学杂志，2019，36（05）：528-531.

[178] 王文兵，王雨卉，干胜道.药品带量采购背景下中标药企成本构成探析[J].价格理论与实践，2019（01）：56-59.

[179] 王雅洁，徐伟，陈明艳.江苏省医用耗材带量采购的做法及实施情况分析[J].卫生经济研究，2020，37（12）：21-25.

[180] 王煜昊，徐伟，李赛赛，等.日本医保药品目录动态调整机制研究及对我国的启示[J].中国卫生经济，2019，38（09）：93-96.

[181] 王煜昊，徐伟，路娜娜，等."4+7"集中带量采购实施效果分析——基于9试点地区药品销售数据[J].中国卫生政策研究，2021，14（02）：36-43.

[182] 魏广，万勇，杨朔.安徽省高值医用耗材带量采购的实践与思考[J].中国医疗保险，2020（08）：47-50+54.

[183] 魏丽，王莹.网络互助不宜走向相互保险[J].中国金融，2017（04）：66-67.

[184] 魏巍，张健.药品集中采购模式比较分析与展望[J].天津药学，2019，31（03）：74-76.

[185] 吴久鸿，王翔，赵绯丽.澳大利亚医保目录动态调整机制管理经验及

启示［J］.中国卫生经济，2018，37（09）：94-96.

［186］谢金平，邵蓉.英国 NICE 药品卫生技术评估和决策框架体系研究及启示［J］.中国卫生经济，2020，39（12）：114-119.

［187］谢敏敏，张方.关于国家基本药物目录与"医保"目录、"新农合"报销目录衔接的思考［J］.中国药房，2011，22（16）：1443-1445.

［188］徐荣.基于知识图谱的我国医联体发展情况分析［J］.中国中医药图书情报杂志，2018，42（06）：12-16.

［189］徐伟，白婕.我国创新药物国家医保目录准入情况研究［J］.中国药房，2016，27（33）：4609-4612.

［190］徐伟，陈玲玲，汪宁，等.关于完善国家谈判药品各省市医保支付政策的思考［J］.中国医疗保险，2020（06）：8-11.

［191］许速，谢桦，崔欣，等.基于大数据的病种分值付费的原理与方法［J］.中国医疗保险，2020（09）：23-28.

［192］玄律，程超，郑杰，等.北京市 DRG 付费改革实践及 DRG 付费国家试点技术方案特点分析［J］.中国医疗保险，2020（09）：36-39.

［193］薛付忠.大数据背景下整合健康保险 & 健康维护的理论方法体系［J］.山东大学学报（医学版），2019，57（08）：1-19.

［194］薛慧颖，喻兆阳，李娟.2019 年版《国家基本医疗保险、工伤保险和生育保险药品目录》解读［J］.医药导报，2020，39（01）：1-9.

［195］严才明.两票制、带量采购与药品价格形成机制——基于医药厂商税收风险视角的分析［J］.公共治理评论，2019（01）：73-87.

［196］颜建周，董心月，马旭锋，等.英国价值定价理念对我国医保药品报销政策的启示［J］.中国卫生政策研究，2020，13（1）：62-69.

［197］杨庆，刘玲玲，周斌.我国创新药的发展现状及趋势［J］.中国医药工业杂志，2019，50（06）：676-680+693.

［198］杨维中，冷志伟，单广良，等.群医学：弥合预防医学与临床医学裂痕的新兴学科［J］.中华医学杂志，2020，100（26）：2001-2005.

［199］杨心悦，李亦兵，海桑.我国医药行业可竞争性与市场效率研究——兼析带量采购对药品价格的影响分析［J］.价格理论与实践，2019（01）：51-55.

［200］杨燕绥，李超凡，于淼，等.医保筹资与职工医保个人账户权益置换

改革［J］.中国医疗保险，2020，（08）：10-16.

［201］姚嘉奇，周挺，管欣，等.英国NICE卫生技术评估介绍及对我国医保目录动态调整的启示［J］.中国循证医学杂志，2018，18（09）：984-989.

［202］药品集中招标采购制度的历史沿革［J］.首都食品与医药，2015，22（19）：25-28.

［203］医械世界.飞利浦发布"2018未来健康指数"价值型医疗大势所趋，中国有潜力实现越式发展［EB/OL］.［2021-05-30］.http：//yx.haoyisheng.com/yx/news/app/queryNewsDetaile?id=2c915eff64c5b6660164c5b6664a 0000&articleCategory=10

［204］医药魔方.2019年全球药品销售额TOP100.2020-04-14

［205］应亚珍，曹庄.如何认识DIP改革的后发优势［J］.中国卫生，2020（12）：47-48.

［206］应亚珍.以健康为导向探索基本医保基金和公共卫生服务资金统筹使用［J］.中国医疗保险，2020（05）：7-10.

［207］于保荣，高静，宫习飞，等.中低收入国家不同医疗保障制度设计对抵御疾病经济风险的作用研究［J］.中国循证医学杂志，2008，8（10）：833-841.

［208］于梦根，何平，刘晓云，等.社会医疗保险下的整合型战略购买——德国保健改革的实践与启示［J］.医学与社会，2020，33（12）：98-103.

［209］余坷坪，郭丽，刘春容，等.重庆市渝中区七星岗社区2型糖尿病患者移动医疗APP使用效果分析［J］.华南预防医学，2020，46（05）：574-576.

［210］俞平，朱菊艳，申俊龙.关于药品价格治理机制创新研究——纪念价格改革四十周年［J］.价格理论与实践，2018（09）：33-36.

［211］张大发.社会医疗保障制度改革和医院管理［J］.中国医院，1999（01）：18-23.

［212］张帆，王帆，侯艳红."两票制"下药品供应链的重塑和发展［J］.卫生经济研究，2017（04）：11-15.

［213］张萍萍，朱虹，刘兰茹，等.基于靶向药物的医保药品谈判实践研究

［J］. 中国卫生事业管理，2016，33（04）：275-278.

［214］张雪莉，段占祺，潘惊萍，等. 取消药品加成对四川省公立医院经济收入的影响［J］. 医学与社会，2019，32（02）：69-72.

［215］张颖，王淼. "4+7" 带量采购对某院 ACEI 类降压药使用影响分析［J］. 湖南师范大学学报（医学版），2021，18（01）：189-192.

［216］张正华，常文虎，孟开，等. 医疗服务预付费体系研究概述［J］. 中华医院管理杂志，2008（07）：441-444.

［217］赵斌. 医保个人账户功能转化（上）——历史回顾和改革方向［EB/OL］.（2019-02-27）［2021-05-30］. https：//www.zgylbx.com/index.php?m=content&c=index&a=show&catid=10&id =34924

［218］赵彤，胡亚男，付非，等. 药品零差率政策对吉林市不同类型医院影响分析［J］. 中国农村卫生事业管理，2019，39（04）：265-269.

［219］赵蔚，唐萍，顾翼洋，等. 互联网医疗对孕期保健利用和不良妊娠结局的影响［J］. 中国妇幼保健，2020，35（23）：4402-4405.

［220］郑秉文. 医疗保险个人账户改革的动因、方向与步骤［J］. 中国医疗保险，2020（08）：4-7.

［221］郑功成. "十四五" 时期中国医疗保障制度的发展思路与重点任务［J］. 中国人民大学学报，2020，34（05）：2-14.

［222］郑金坡，李军，马雷，等. 取消药品加成后天津某三甲医院住院费用分析［J］. 中国卫生事业管理，2018，35（12）：910-913.

［223］郑洋洋，丁锦希，李佳明，等. 高值耗材带量采购下市场份额分配方法研究［J］. 中国医药工业杂志，2020，51（11）：1454-1460.

［224］郑洋洋，丁锦希，李佳明，等. 高值医用耗材集中带量采购分配规则的优化设计——兼析有效均衡控价激励效应与临床使用习惯保障关系［J］. 价格理论与实践，2020（10）：42-46.

［225］中国医疗器械行业协会. 毕马威，医疗器械行业 2030 年前景展望［EB/OL］.（2018-05-08）［2021-05-30］. http：//www.camdi.org/news/6945

［226］中华人民共和国国家卫生健康委员会［EB/OL］. http：//www.nhc.gov.cn/wjw/spxw/201904/53d5087e990f4f3d9e5ffcf42b37077f.shtml，2019-04-02.

［227］中商产业研究院. 2019 年全球制药企业 50 强名单：辉瑞排名第一 2

家中国药企首上榜.中商情报网,2019-06-12.

[228] 钟磊,张杰,刘宇赤.我国高值医用耗材集中采购现状及思考[J].中国医疗设备,2018,33(04):162-166.

[229] 周茜.药品集中带量采购政策分析与思考——基于三医联动的视角[J].中国医疗保险,2020(08):22-25.

[230] 周子君.付费制度改革趋势:打包付费[J].医院管理论坛,2014,31(06):3.

[231] 朱恒鹏.医保个人账户存在的4个问题及3种改革路径[EB/OL].(2020-08-14)[2021-05-30].https://www.cn-healthcare.com/articlewm/20200814/content-1137779.html

[232] 朱晓丽,郑英,代涛.医保支付方式对促进整合医疗卫生服务激励机制分析[J].中国卫生经济,2018,37(9):24-26.

[233] 朱星月,邓毅,胡明.成都市取消药品加成政策对患者医疗负担影响研究——基于间断时间序列方法[C]// 2018年中国药学会药事管理专业委员会年会暨学术研讨会论文集.2018:1014-1025.

[234] 综合中国新闻周刊、北京商报.高值耗材国采为何从冠脉支架开始[J].科学大观园,2020(23):20-23.